卫生职业教育“双高”专业群“十四五”规划
新形态一体化特色教材

U0957503

中药化学实用技术

（活页式教材）

主　编　赵　华
副主编　张建军　王　威　刘振生
编　者　（以姓氏笔画为序）
王　威（沈阳神龙药业有限公司）
田腾跃（辽宁医药职业学院）
丛源欣（辽宁医药职业学院）
刘志梅（辽宁医药职业学院）
刘桓宇（辽宁医药职业学院）
刘振生（辽宁上药好护士药业（集团）有限公司）
李东薇（辽宁医药职业学院）
张建军（辽宁医药职业学院）
赵　华（辽宁医药职业学院）
胡德奇（辽宁医药职业学院）
徐国锋（辽宁医药职业学院）
詹立平（辽宁医药职业学院）

華中科技大學出版社
http://press.hust.edu.cn
中国·武汉

内容简介

本教材为卫生职业教育“双高”专业群“十四五”规划新形态一体化特色教材。

本教材分两篇。上篇为工作篇，将中药生产企业提取车间的前处理岗位、提取岗位、浓缩岗位及乙醇回收岗位的工作过程、职业标准和工作流程作为主要学习内容，有机融合到教材中，以活页形式将工作任务贯穿起来，并串联相关知识点；下篇介绍了中药常见化学成分的结构、理化性质及提取与分离方法。

本教材可供中药学、中药制药技术、中药材生产与加工等专业使用。

图书在版编目(CIP)数据

中药化学实用技术 / 赵华主编. —武汉：华中科技大学出版社，2024.5
活页式教材
ISBN 978-7-5772-0315-7

Ⅰ. ①中…　Ⅱ. ①赵…　Ⅲ. ①中药化学-教材　Ⅳ. ①R284

中国国家版本馆 CIP 数据核字(2024)第 098341 号

中药化学实用技术(活页式教材)　　赵　华　主编
Zhongyao Huaxue Shiyong Jishu(Huoyeshi Jiaocai)

策划编辑：史燕丽
责任编辑：丁　平
封面设计：清格印象
责任校对：朱　霞
责任监印：周治超
出版发行：华中科技大学出版社(中国·武汉)　　电话：(027)81321913
　　　　　武汉市东湖新技术开发区华工科技园　　邮编：430223
录　　排：华中科技大学惠友文印中心
印　　刷：武汉科源印刷设计有限公司
开　　本：787mm×1092mm　1/16
印　　张：9
字　　数：242 千字
版　　次：2024 年 5 月第 1 版第 1 次印刷
定　　价：39.90 元

华中出版

活页式教材

使用说明

为了积极响应国务院《国家职业教育改革实施方案》（简称职教二十条）以及教育部《职业院校教材管理办法》《“十四五”职业教育规划教材建设实施方案》的相关政策和文件精神，围绕深化教学改革和“互联网+职业教育”发展需求，我们开发了一批编排方式科学、配套资源丰富、呈现形式灵活、信息技术应用适当的新型活页式融媒体教材。

与传统普通胶装教材不同，活页式教材通常以单个项目为单位，以活页的形式将项目贯穿起来，强调在知识的理解与掌握的基础上进行实践和应用，适用于以学生为中心的教学模式，更多体现在以学生为主体的前提下，加强教材和学习者之间深层次的互动。本教材采取活页式设计，教材内页通过活页圈的应用，实现了“活教”“活学”“活用”，方便教师和学生根据实际教学情况灵活调整。

本教材的建议使用方式如下：

学生使用说明

1. 可自行添加学习辅助材料，如实训报告、试卷等。
2. 上课时不用带整本书，只带当节课需要的对应内容即可，简单方便。
3. 可根据自我学习进度随时调整学习顺序。

教师使用说明

1. 可及时将新技术、新规范、新标准形成讲义，随时更新教学内容。
2. 可结合数字资源进行线上线下混合式教学，在课前预习、课中学习、课后复习中与活页式教材配套。
3. 可添加教辅资料。

网络增值服务

使用说明

欢迎使用华中科技大学出版社医学资源网 yixue.hustp.com

1 教师使用流程

（1）登录网址：http://yixue.hustp.com（注册时请选择教师用户）

注册 → 登录 → 完善个人信息 → 等待审核

（2）审核通过后，您可以在网站使用以下功能：

教师：下载教学资源、建立课程、管理学生、布置作业、查询学生学习记录等

2 学生使用流程

（建议学生在PC端完成注册、登录、完善个人信息的操作）

（1）PC端操作步骤

①登录网址：http://yixue.hustp.com（注册时请选择普通用户）

注册 → 登录 → 完善个人信息

②查看课程资源：（如有学习码，请在个人中心－学习码验证中先验证，再进行操作）

首页课程（选择课程）› 课程详情页 › 查看课程资源

（2）手机端扫码操作步骤

手机扫码 → 登录 → 查看数字资源

手机扫码 → 注册 → 登录

前言

为了更好地适应我国高等职业教育教学改革创新和发展的需要，本教材的编写本着“实用为主，必需、够用”的原则，理论知识尽量做到“少而精”，降低理论知识的深度和广度，强调理论知识的实用性、实践性。通过教材引领，促进学生自主学习，培养学生的职业能力和学习能力，工学结合，实现与学生未来职业岗位对接。

本教材由长期在教学一线工作的教师及中药企业经验丰富的一线工作人员共同编写。教材分为上、下两篇。上篇为工作篇，将中药生产企业提取车间的前处理岗位、提取岗位、浓缩岗位及乙醇回收岗位的工作过程、职业标准和工作流程作为主要学习内容，有机融合到教材中，以活页形式将工作任务贯穿起来，并串联相关知识点；下篇介绍了中药常见化学成分的结构、理化性质及提取与分离方法。本教材编写具体分工如下：上篇提取前处理工作领域的领料及破碎工作岗位由王威编写，提取工作领域的投料及提取工作岗位由胡德奇编写，浓缩及回收乙醇工作岗位由刘振生编写；下篇苷类化合物由田腾跃编写，香豆素与木脂素类化合物由张建军编写，蒽醌类化合物由詹立平编写，黄酮类化合物由李东薇编写，皂苷类化合物由刘桓宇编写，强心苷由丛源欣编写，萜类和挥发油、生物碱类化合物由赵华编写，其他成分由徐国锋编写，附录由刘志梅编写。

本教材可作为高职高专院校中药制药技术、中药学、中药材生产与加工等相关专业的教学用书。

本教材在编写过程中，得到了华中科技大学出版社的热情鼓励和编者单位的大力支持，它们给予了宝贵的指导和建议，在此深表谢意。虽然在编写中做了种种不懈的努力，但由于编者水平有限，书中难免有错漏之处，敬请专家和使用本教材的师生批评与指正，以便今后进一步修订完善。

编　者

目录

上篇　工作篇

下篇　中药化学成分类型及实例

上篇

工作篇

工作领域一

提取前处理

工作岗位 A：领料

工作任务：领料记录

职业能力：能根据工作任务正确填写领料记录。

		领料日期：　　年　　月　　日	
产品名称		批号	
规格		计划产量	
名　　称		规　　格	数　　量
领料者：		复核者：	付料者：
备注：			

工作岗位 B:破碎

工作任务 B-1:粉碎岗位操作规程

职业能力:能根据岗位标准操作规程,正确填写相关记录。

一、核心概念

粉碎:利用机械力将大块固体物料制成适宜粒度的碎块或细粉的操作过程。

二、学习目标

能根据中药材的性质和使用要求,选择合适的粉碎方法和粉碎设备。

三、基础知识

粉碎方法	特点与适用范围
干法粉碎	通过干燥处理使物料的含水量降至一定限度(一般小于 5%),再进行粉碎,为最常用的粉碎方法
湿法粉碎	在物料中加入适量液体进行研磨粉碎,主要用于刺激性较强或有毒物料的粉碎,所用液体应不影响药物疗效,且不使物料溶解或膨胀
混合粉碎	将物理性质及硬度相似的物料,混合在一起进行粉碎。既可避免一些黏性物料或热塑性物料在单独粉碎时粘壁及物料间的附聚,又可使粉碎与混合操作同时进行,提高生产效率
单独粉碎	将处方中的共熔成分、可爆成分、贵重物料、毒剧物料进行分开粉碎的方法
低温粉碎	利用物料在低温下脆性增大、韧性与延伸性降低的性质进行粉碎的方法

<table>
<tr><td colspan="3">* * 制药厂标准操作规程</td><td>文件编号:</td></tr>
<tr><td colspan="4">粉碎岗位标准操作规程</td></tr>
<tr><td>起草人:</td><td>审核人:</td><td>审核人:</td><td>批准人:</td></tr>
<tr><td>起草日期: 年 月 日</td><td>审核日期: 年 月 日</td><td>审核日期: 年 月 日</td><td>批准日期: 年 月 日</td></tr>
<tr><td colspan="2">颁发部门:</td><td colspan="2">生效日期: 年 月 日</td></tr>
<tr><td colspan="4">分发部门:</td></tr>
</table>

续表

目的

为了使粉碎岗位操作标准化、规范化，特制定本规程。

范围

本规程适用于粉碎岗位。

责任人

粉碎岗位操作工、班组长、质监员。

内容

序号	步骤	操作方法及说明	课堂笔记
1	工作前准备	(1)确认人员着装符合要求 (2)领取批生产记录、标识卡及与生产相关的文件 (3)确认工作场所有“清场合格证”，并在有效期内 (4)确认粉碎机处于完好状态，有“已清洁”标识，并在有效期内 (5)确认集粉袋已清洁，并且无破损 (6)确认计量器具在检定周期内 (7)确认工器具完好、齐全，有“已清洁”标识，并在有效期内 (8)确认公用介质及电源供应符合规定 (9)确认环境的温湿度及压差符合工艺要求 (10)生产前，收回“清场合格证”并附于本批批生产记录上，同时做好状态标识 (11)核对物料或中间产品的名称、代码、批号和标识，确保与生产所用物料或中间产品一致且符合要求	
2	操作	(1)见《＊＊万能粉碎机标准操作规程》 (2)过筛	
3	记录	生产过程中及时、准确填写批生产记录	
4	清洁清场	(1)文件收集：收集与下一批生产无关的所有记录、标识及相关文件 (2)物料清除：清除与下一批生产无关的所有物料 (3)设备清洁：按《＊＊万能粉碎机清洁规程》(文件编号：＊＊＊)对万能粉碎机进行清洁 (4)工器具清洁 ①按《工器具清洁规程》(文件编号：＊＊)对使用的工器具进行清洁 ②按《生产区运输小车清洁管理规程》(文件编号：＊＊)对运输小车进行清洁 (5)附属设施清洁 ①按《洁具清洁管理规程》(文件编号：＊＊)对所使用的洁具进行清洁 ②按《洁净区清洁规程》(文件编号：＊＊)对工作区域进行清洁	

续表

续表

4	清洁清场	(6)清洁清场完毕,操作工填写清洁清场记录,班组长对清洁清场情况进行复核,确认合格后在清洁清场记录上签字;质监员检查清洁清场情况,确认合格后,发放“清场合格证”,在“清场合格证”上签字、注明有效期,并将“清场合格证”插于房间标识牌中 (7)将房间关闭,使用前禁止人员入内	
5	操作注意事项	(1)设备开始运行后,操作工不得擅自离岗 (2)操作中如有异常情况,应立即停机,通知相关人员解决 (3)在粉碎过程中,如果机体表面温度过高,可能是加料量太大,需要减少加料量 (4)粉碎机进料口堵塞时,严禁用手或铁器疏通 (5)严禁金属进入粉碎机内,否则会有危险 (6)散风布袋要保持畅通 (7)过筛时,要注意如有异物,应及时排除 (8)操作过程中,经常检查筛网有无破损情况 (9)振荡筛不能超载运行 (10)在接上电源试车之前,要做一次彻底检查,看各螺栓是否紧固,各部件是否损坏 (11)机器断电后方可进行清洁清场 (12)非本岗位人员不得随意进入操作间	

工作任务 B-2:万能粉碎机标准操作规程

职业能力:能根据万能粉碎机标准操作规程,正确操作 * * 万能粉碎机;能按工艺要求,将药材粉碎至一定细度。

* * 制药厂标准操作规程		文件编号:	
* * 万能粉碎机标准操作规程			
起草人:	审核人:	审核人:	批准人:
起草日期: 年 月 日	审核日期: 年 月 日	审核日期: 年 月 日	批准日期: 年 月 日
颁发部门:		生效日期: 年 月 日	
分发部门:			

目的

建立 * * 万能粉碎机标准使用方法,保证 * * 万能粉碎机的正确操作。

范围

本规程适用于提取车间 * * 万能粉碎机。

责任人

* * 万能粉碎机操作工、设备维修工、设备管理员。

内容

1. 设备原理

* * 万能粉碎机采用固定齿盘 2 只和转刀 1 只互合于固定齿盘中心,并进行高速运转,对物料进行撞击和剪切,使物料在粉碎腔内循环、反流运动,提高物料粉碎效果。

2. 设备参数

序 号	名 称	数 值	单 位
1	功率		kW
2	粉碎后细度		目
3	生产能力		kg
4	主轴转速		转/分
5	进料细度		目

3. 使用与操作

序号	步骤	操作方法及说明	课堂笔记
1	开机准备	(1)检查设备清洁状况 (2)检查设备润滑情况 (3)检查设备所有紧固螺钉是否全部拧紧,尤其活动齿盘的固定螺母是否松动 (4)筛网固定在筛网框上,筛网要完全装在筛网框槽内,并用长杆螺丝固定,使筛网无间隙,将筛圈对准主机内腔,筛圈必须紧贴机腔内肩槽,否则关门时会损坏筛圈 (5)将除尘袋安装在除尘腔内 (6)将已清洁的集粉袋绑紧在出料口处	

续表

续表

序号	步骤	操作方法及说明	课堂笔记
2	开机、运行	(1)打开电器箱主电源开关,主电源接通,绿色电源信号灯亮 (2)按除尘风机启动按钮,除尘风机启动运行,待除尘风机运行平稳后,按粉碎机启动按钮,主机启动运行 (3)上述启动后,空载运行 1 min,待主机、吸尘风机空载运行稳定后方可投料 (4)将待粉碎物料投入料斗内,调整进料插板大小,确定位置并锁紧,使物料均匀地送进粉碎腔内	
3	停机	(1)关闭进料插板,停止向粉碎腔内供料,继续运行 1 min,待集粉袋内无粉料进入,按主机停止按钮,主机停止运转 (2)主机停稳后,按除尘风机停止按钮,除尘风机停止运行 (3)将集粉袋内的药粉倒入不锈钢桶内 (4)生产结束后清洁	
4	填写设备使用日志		

4.注意事项

(1)设备开始运行后,操作工不得擅自离岗。

(2)未经操作前准备和运行前各项检查不得盲目开机运行。

(3)设备运行时禁止用手直接在入料斗上粉碎腔内挪动物料,严禁从上面向机内窥视。

(4)禁止用水对设备进行喷淋清洗。

(5)禁止用金属物品从出料口处向机腔内下料。

(6)严禁金属物品进入粉碎机内,进药时如有堵塞,应立即停机。

工作任务 B-3：粉碎记录

职业能力：能正确填写粉碎记录。

<table>
<tr><td colspan="4" align="right">生产日期：　年　月　日</td></tr>
<tr><td>产品名称</td><td></td><td>批号</td><td colspan="2"></td></tr>
<tr><td colspan="2">药 材 名 称</td><td colspan="2">粉碎前质量/g</td><td>粉碎后质量/g</td></tr>
<tr><td colspan="2"></td><td colspan="2"></td><td></td></tr>
<tr><td colspan="2"></td><td colspan="2"></td><td></td></tr>
<tr><td colspan="2"></td><td colspan="2"></td><td></td></tr>
<tr><td colspan="2"></td><td colspan="2"></td><td></td></tr>
<tr><td colspan="2"></td><td colspan="2"></td><td></td></tr>
<tr><td colspan="2"></td><td colspan="2"></td><td></td></tr>
<tr><td colspan="2"></td><td colspan="2"></td><td></td></tr>
<tr><td>所用设备</td><td></td><td colspan="2">粉碎细度</td><td></td></tr>
<tr><td colspan="5">粉碎时间</td></tr>
<tr><td colspan="5"></td></tr>
<tr><td colspan="5"></td></tr>
<tr><td colspan="5"></td></tr>
<tr><td colspan="5"></td></tr>
<tr><td colspan="2">药粉质量/g</td><td colspan="3"></td></tr>
<tr><td>操作者</td><td></td><td>复核者</td><td colspan="2"></td></tr>
<tr><td colspan="5">备注：</td></tr>
</table>

工作任务B-4:万能粉碎机清洁规程

职业能力:能根据万能粉碎机清洁规程,对 * * 万能粉碎机进行规范化、标准化的清洁。

<table>
<tr><td colspan="3">* * 制药厂标准清洁规程</td><td>文件编号:</td></tr>
<tr><td colspan="4">* * 万能粉碎机清洁规程</td></tr>
<tr><td>起草人:</td><td>审核人:</td><td>审核人:</td><td>批准人:</td></tr>
<tr><td>起草日期:　年　月　日</td><td>审核日期:　年　月　日</td><td>审核日期:　年　月　日</td><td>批准日期:　年　月　日</td></tr>
<tr><td colspan="2">颁发部门:</td><td colspan="2">生效日期:　年　月　日</td></tr>
<tr><td colspan="4">分发部门:</td></tr>
</table>

目的

明确 * * 万能粉碎机清洁内容及要求,使清洁操作规范化、标准化。

范围

本规程适用于 * * 万能粉碎机的清洁。

责任人

粉碎岗位操作工、班组长、质监员。

内容

项　目	操 作 内 容	课堂笔记
1. 清洁前准备	(1)清洁范围及对象:设备表面、定齿、转刀、筛底、入料斗、出料口、集粉袋、除尘袋 (2)清洁地点:现场及工器具清洗间 (3)清洁工具及设施:毛刷、洁净布、清洁桶、工业洗脱机、干衣机 (4)清洁剂及消毒剂:饮用水、纯化水,75%乙醇溶液	
2. 清洁 (生产结束后 24 h 内)	(1)停机后打开机镗,拧开主轴上固定螺母,将转刀、筛底卸下,用毛刷将残留药粉清除干净,扫至废品桶中 (2)用毛刷将定齿、入料斗、出料口中残留药粉清除干净,扫至废品桶中 (3)定齿、入料斗、出料口、机器腔内及设备表面擦拭 ①用清洁桶从工器具清洗间接取饮用水,用洁净布醮取饮用水将定齿、入料斗、出料口、机器腔内及设备表面擦拭干净 ②用清洁桶接取纯化水,用洁净布醮取纯化水将定齿、入料斗、出料口、机器腔内及设备表面擦拭 2 遍 (4)将已拆卸下来的转刀、筛底、除尘袋轻轻装入塑料桶中,盖上桶盖,运至工器具清洗间进行清洗 ①转刀:将转刀放在清洗池内,先用饮用水冲洗,再用洁净布醮取饮用水擦拭干净,然后用纯化水漂洗 2 遍,最后送回操作间消毒 ②筛底、除尘袋:将筛底、除尘袋放在清洗池内,先用饮用水冲洗,再用毛刷醮取饮用水擦拭干净,然后用纯化水漂洗 2 遍,最后送回操作间消毒	

续表

续表

项　目	操作内容	课堂笔记
2. 清洁（生产结束后24 h内）	(5)集粉袋清洁 ①将集粉袋拿到工器具清洗间，放在清洗池内，用饮用水冲洗至饮用水澄清，再用纯化水漂洗2遍 ②将漂洗后的集粉袋用工业洗脱机脱水 ③将脱水后的集粉袋用干衣机干燥	
3. 清洁实施的条件及频次	(1)定齿、转刀、筛底、除尘袋、入料斗、出料口、集粉袋在更换批次和更换品种时均需清洁一次 (2)设备表面在更换品种时清洁一次	
4. 消毒的频次及方法	(1)生产前进行消毒 (2)每次清洁后进行消毒 (3)消毒方法 ①用洁净布醮取75%乙醇溶液，将定齿、转刀、筛底、入料斗、出料口、设备表面擦拭2遍消毒 ②将清洁、干燥后的集粉袋放入75%乙醇溶液中浸泡30 min，取出后挂在工器具存放间的架子上自然晾干，晾干后装入洁净塑料袋中，密封，存放在工器具存放间的不锈钢桶内，做好“已清洁”状态标识	
5. 干燥及存放	(1)自然干燥。将已消毒的筛底、转刀存放在工器具存放间的架子上 (2)已清洁的设备用于下一次生产前的最长存放时间为72 h (3)清场结束后，将房间关闭，使用前禁止人员入内	
6. 清洁效果的评价	清洁完毕后，由质监员目视设备清洁效果，要求达到设备见本色，无干燥后残留，用脱脂棉擦拭设备，无不洁痕迹	
7. 使用前检查设备清洁状况	(1)确认设备所处的房间处于关闭状态 (2)确认房间有“清场合格证”，并在有效期内 (3)确认设备有“已清洁”状态标识，并在有效期内 (4)确认集粉袋处在密封状态，有“已清洁”状态标识，并在有效期内 (5)如不在有效期内，则必须重新清洁	

工作任务 B-5:万能粉碎机清洁记录

工作能力:能正确填写“＊＊万能粉碎机清洁记录”。

<table>
<tr><td colspan="2">设备编号:</td><td>清洁依据:＊＊万能粉碎机清洁规程</td><td colspan="3">清洁日期:______年____月____日</td></tr>
<tr><td colspan="3">生产产品名称:</td><td colspan="3">生产批号:</td></tr>
<tr><td>操作步骤</td><td colspan="2">操 作 内 容</td><td>记录</td><td>操作人</td><td>复核人</td></tr>
<tr><td>清洁</td><td colspan="2">(1)停机后打开机镗,拧开主轴上固定螺母,将转刀、筛底卸下,用毛刷将残留药粉清除干净,扫至废品桶中
(2)用毛刷将定齿、入料斗、出料口中残留药粉清除干净,扫至废品桶中
(3)定齿、入料斗、出料口、机器腔内及设备表面擦拭
①用清洁桶从工器具清洗间接取饮用水,用洁净布醮取饮用水将定齿、入料斗、出料口、机器腔内及设备表面擦拭干净
②用清洁桶接取纯化水,用洁净布醮取纯化水将定齿、入料斗、出料口、机器腔内及设备表面擦拭 2 遍
(4)转刀:将转刀放在清洗池内,先用饮用水冲洗,再用洁净布醮取饮用水擦拭干净,然后用纯化水漂洗 2 遍,最后送回操作间消毒
(5)筛底、除尘袋:将筛底、除尘袋放在清洗池内,先用饮用水冲洗,再用毛刷醮取饮用水擦拭干净,然后用纯化水漂洗 2 遍,最后送回操作间消毒
(6)集粉袋
①将集粉袋拿到工器具清洗间,放在清洗池内,用饮用水冲洗至饮用水澄清,再用纯化水漂洗 2 遍
②将漂洗后的集粉袋用工业洗脱机脱水
③将脱水后的集粉袋用干衣机干燥</td><td>□已清洁
□已清洁
□已清洁
□已清洁
□已清洁
□已清洁</td><td></td><td></td></tr>
<tr><td rowspan="2">清场检查</td><td colspan="2" rowspan="2">清洁符合要求,可以进行下一批次的生产</td><td rowspan="2">□合格
□不合格</td><td colspan="2">班组长:</td></tr>
<tr><td colspan="2">质监员:</td></tr>
</table>

注:已做、确定打“√”;未做、不确定打“×”;空格或无内容填写处画“/”。

工作任务 B-6：万能粉碎机维护、保养及检修规程

职业能力：了解＊＊万能粉碎机的标准维护、保养及检修方法和程序。

＊＊制药厂维护、保养及检修规程			文件编号：
＊＊万能粉碎机维护、保养及检修规程			
起草人：	审核人：	审核人：	批准人：
起草日期： 年 月 日	审核日期： 年 月 日	审核日期： 年 月 日	批准日期： 年 月 日
颁发部门：		生效日期： 年 月 日	
分发部门：			

目的

建立＊＊万能粉碎机的标准维护、保养及检修方法和程序，保证该设备的正常运行和延长其使用寿命。

范围

本规程适用于提取车间＊＊万能粉碎机。

责任人

＊＊万能粉碎机操作工、设备维修工、电工、设备管理员。

内容

1. 日常保养

项目	周期	保养方法	责任人	课堂笔记
机器清洗	每天一次	(1)关闭总电源 (2)打开机腔卸下集粉袋及筛圈 (3)清扫机腔内粉尘 (4)查看筛网有无破损，如无破损，上好筛圈关好门 (5)清扫设备表面及皮带挡板处的粉尘	操作工	

2. 设备润滑

注油点	周期	润滑油名称	每次注油量	注油方法	责任人
注油嘴	每月一次	锂基脂	每处 2～5 g	高压油枪注油	设备维修工

续表

3. 检修

类型	周期	项　目	方　法	责任人	课堂笔记
小修	每 240 h 一次	1. 清理传动机构油污	卸下皮带挡板,将注油点多余的油污全部清除,重新加注润滑油。最后将机体上的灰尘等杂物清除干净	设备维修工	
		2. 检查并调整传动皮带的松紧	打开张紧皮带锁螺母,向上或向下推电机,使皮带的松紧度合适后,拧紧锁紧螺母	设备维修工	
		3. 检查并更换轴承及皮带	根据日常运行情况及轴承磨损情况,更换磨损或损坏的轴承及皮带	设备维修工	
		4. 检查筛网有无破损	如有破损,应及时更换筛网	设备维修工	
		5. 检查各电器控制按钮有无松脱	切断电源,拧紧松脱控制按钮的锁紧螺母或螺钉	设备维修工	
中修	每 1440 h 一次	1. 包括小修的内容	按照小修方法进行操作	设备维修工	
		2. 电控柜维护检修	断开电源开关,用吹风机和吸尘器清除控制柜内的灰尘,逐个接线端子检查连接导线有无松脱并拧紧	电工	
		3. 检查轴承部位	检查轴承磨损情况,如有磨损,及时更换	设备维修工	
大修	每 2880 h 一次	1. 包括中、小修的内容	按照中、小修方法进行操作	设备维修工	
		2. 定齿及转刀检查	检查定齿及转刀的磨损情况,如磨损严重,应及时更换	设备维修工	
		3. 电气系统检修	更换所有老化的电线和元器件	电工	

工作任务 B-7：万能粉碎机维护、保养记录

职业能力：能正确填写“* * 万能粉碎机维护、保养记录”。

<table>
<tr><td colspan="8">* * 制药厂</td></tr>
<tr><td rowspan="2">文件名称</td><td rowspan="2" colspan="3">* * 万能粉碎机维护、保养记录</td><td>文件编号</td><td colspan="3"></td></tr>
<tr><td>页数</td><td></td><td>实施日期</td><td></td></tr>
<tr><td>制定人</td><td></td><td>审核人</td><td></td><td>批准人</td><td colspan="3"></td></tr>
<tr><td>制定日期</td><td></td><td>审核日期</td><td></td><td>批准日期</td><td colspan="3"></td></tr>
<tr><td>制定部门</td><td colspan="3"></td><td>分发部门</td><td colspan="3"></td></tr>
</table>

项　　目	是否完好	维护、保养内容	日期
机器清洗			
设备润滑			
传动机构			
传动皮带			
轴承			
筛网			
各电器控制按钮			
电控柜			
定齿及转刀			
电气系统			

备注：

维护保养人		验收人	

提取

一、核心概念

溶剂提取法：根据相似相溶原理，选择与化合物极性相当的溶剂将化合物从植物组织中溶解出来，同时，由于某些化合物的增溶或助溶作用，极性与溶剂极性相差较大的某些化合物也可被溶解出来。

水蒸气蒸馏法：将水蒸气通入含有挥发性成分的药材中，使药材中挥发性成分随水蒸气蒸馏出来的一种提取方法。

二、学习目标

能选择合适的溶剂、合适的操作方法对中药中的化学成分进行提取；能对中药中的挥发油成分进行提取。

三、基础知识

（一）溶剂提取法

1. 选择溶剂的原则

（1）相似相溶；

（2）价廉、易得；

（3）安全；

（4）浓缩方便。

2. 常用溶剂的极性强弱顺序　水＞甲醇＞乙醇＞丙酮＞正丁醇＞乙酸乙酯＞三氯甲烷＞乙醚＞苯＞石油醚。

提取溶剂	优　　点	缺　　点
水	价廉、安全、易得；穿透细胞壁的能力强，提取时间短，提取效率高	水溶性杂质多、不易过滤和浓缩、易霉变、保存困难
亲水性有机溶剂（甲醇、乙醇、丙酮）	穿透细胞壁的能力强，提取范围广、提取效率高、易保存	价高、易燃、有毒
亲脂性有机溶剂（正丁醇、乙酸乙酯、三氯甲烷、乙醚、苯、石油醚等）	选择性强、提出杂质少、提取液易浓缩	提取时间长、提取效率低、毒性大、易燃、价高、设备要求高、使用不安全等

3. 常用的提取方法

提取方法	溶　剂	操　作	提取效率	适 用 范 围	备　　注
浸渍法	水或有机溶剂	不加热	效率低	各类成分，尤其是遇热不稳定成分	出膏率低，易发霉，需加防腐剂
渗漉法	有机溶剂	不加热	效率高于浸渍法	脂溶性成分	消耗溶剂量大，耗时长
煎煮法	水	直火加热	效率高于渗漉法	水溶性成分且对热稳定	易挥发、热不稳定及含糖较多者不宜用
回流提取法	有机溶剂	水浴加热	效率高于煎煮法	脂溶性成分	热不稳定成分不宜用，溶剂用量大
连续回流提取法	有机溶剂	水浴加热	节省溶剂，效率最高	脂溶性较强成分	用索氏提取器，时间长

（二）水蒸气蒸馏法

本法适用于能随水蒸气蒸馏而不被破坏并难溶于水的成分的提取，常用于挥发油的提取，也可用于具有挥发性的成分如小分子生物碱等的提取。

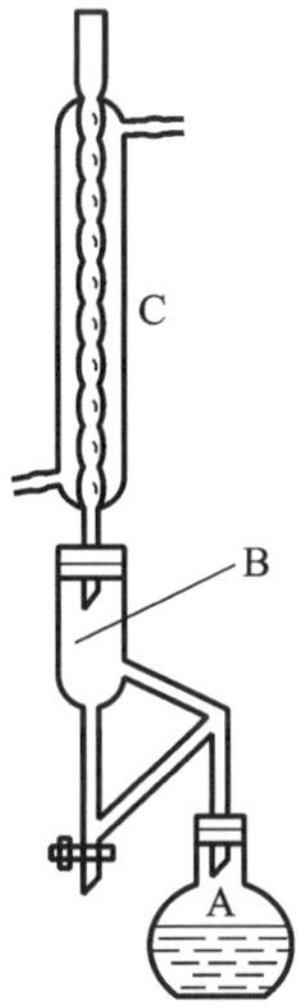

水蒸气蒸馏装置

A. 硬质圆底烧瓶；B. 挥发油测定器；C. 冷凝管

常用的水蒸气蒸馏装置包括:水蒸气发生器、蒸馏瓶、冷凝器、接收器等几个部分。

问题情境一

某药厂感冒软胶囊中薄荷、荆芥穗挥发油的提取

将核对后的薄荷、荆芥穗饮片投入提取罐中,按饮片的10倍量加入饮用水,打开冷却水阀、蒸汽阀,药液沸腾后开始计时,加热回流4 h,以提尽挥发油为止。将挥发油收集于洁净瓶中,密闭,做好标识,低温存放。请问挥发油提取时,采用了什么方法?实验室筛选出的挥发油提取工艺参数能否直接用于工业生产?

序号	评价内容	评价标准	评价结果(是/否)
1	水蒸气蒸馏法	特点、 适用范围	

问题情境二

某药厂一清颗粒中黄连有效成分的提取

将黄连饮片投入提取罐内,关闭投料口,按饮片的10倍量加入饮用水,打开冷却水阀、蒸汽阀,加热时夹层蒸汽压力控制在0.15～0.25 MPa。药液沸腾后开始计时,夹层蒸汽压力控制在0.02～0.10 MPa,温度控制在98～102 ℃,保持微沸,煎煮5 h。提取液过200目过滤布放入贮罐内,备用。药渣留在提取罐内,按饮片的8倍量加入饮用水,加热时夹层蒸汽压力保持在0.15～0.25 MPa。沸腾后夹层蒸汽压力控制在0.02～0.10 MPa,温度控制在98～102 ℃,煎煮1 h。提取液过200目过滤布,滤液与上述提取液合并至同一提取液贮罐中,做好标识。提取结束,放出药渣运至渣场。请问黄连中的主要化学成分是什么?此案例中采用了什么方法进行提取?

序　号	评 价 内 容	评 价 标 准	评价结果(是/否)
1	生物碱	中药中化学成分的 性质和提取方法	

工作岗位 C:投料

工作任务 C-1:投料记录

职业能力:能根据物料性质正确投放物料,正确填写投料记录。

投料日期:　　年　　月　　日			
产品名称		批号	
名　称	投料时间	规　格	数　量
投料者:	复核者:		
备注:			

工作岗位 D:提取

工作任务 D-1:提取岗位标准操作规程

职业能力:能根据提取岗位标准操作规程,正确填写相关记录。

* * 制药厂标准操作规程			文件编号:
提取岗位标准操作规程			
起草人:	审核人:	审核人:	批准人:
起草日期: 年 月 日	审核日期: 年 月 日	审核日期: 年 月 日	批准日期: 年 月 日
颁发部门:		生效日期: 年 月 日	
分发部门:			

目的

为了使提取岗位操作标准化、规范化,特制定本规程。

范围

本规程适用于提取岗位。

责任人

提取岗位操作工、班组长、质监员。

内容

序号	步骤	操作方法及说明	课堂笔记
1	工作前准备	(1)确认人员着装符合要求 (2)领取批生产记录、标识卡及与生产相关的文件 (3)确认工作场所有"清场合格证",并在有效期内 (4)确认提取罐处于完好状态,有"已清洁"标识,并在有效期内 (5)确认计量器具在检定周期内 (6)确认工器具完好、齐全,有"已清洁"标识,并在有效期内 (7)确认公用介质(蒸汽、循环水)及空压机、电供应符合规定 (8)生产前,收回"清场合格证"并附于本批批生产记录上,同时做好状态标识 (9)按批生产指令单逐项核对物料及配料卡,确保与生产所用物料一致且符合要求	

续表

续表

序号	步骤	操作方法及说明	课堂笔记
2	操作	(1)见《＊＊多功能提取罐标准操作规程》 (2)第二次(及第三次)提取加入工艺要求的饮用水量,加热至沸腾,操作同上,直到提取液全部放完	
3	记录	生产过程中及时准确填写批生产记录	
4	清洁清场	(1)收集与下一批生产无关的所有记录、标识及相关文件 (2)物料清除:清除与下一批生产无关的所有物料 (3)设备清洁:按《＊＊多功能提取罐清洁规程》(文件编号:＊＊＊)对多功能提取罐进行清洁 (4)工器具清洁:按《工器具清洁规程》(文件编号:＊＊)对使用的工器具进行清洁 (5)附属设施清洁 ①按《洁具清洁管理规程》(文件编号:＊＊)对使用的洁具进行清洁 ②按《一般生产区清洁规程》(文件编号:＊＊)对工作区域进行清洁 (6)清洁清场完毕,操作工填写清洁清场记录,班组长对清洁清场情况进行复核,确认合格后在清洁清场记录上签字,质监员检查清洁清场情况,确认合格后,发放“清场合格证”,在“清场合格证”上签字、注明有效期,并将“清场合格证”插于房间标识牌中 (7)将房间关闭,使用前禁止人员入内	
5	操作注意事项	(1)设备开始运行后,操作工不得擅自离岗 (2)关闭提取罐排渣门底盖气动阀门,关闭提取罐锁气动阀门,上好卡子、拧紧,卡子不得少于 3 个 (3)操作中如有异常情况,应立即停机,通知维修人员解决 (4)夹层蒸汽压力不得过高 (5)本设备内正在煎煮时及药液放完之前,严禁开启排渣门 (6)打开排渣门时,提取罐附近 3 m 之内不得有人,避免烫伤 (7)非本岗位人员不得随意进入操作间	

工作任务 D-2:多功能提取罐标准操作规程

职业能力:能根据多功能提取罐标准操作规程,正确操作＊＊多功能提取罐;能按工艺要求,对药材进行提取。

＊＊制药厂标准操作规程			文件编号:
＊＊多功能提取罐标准操作规程			
起草人:	审核人:	审核人:	批准人:
起草日期: 年 月 日	审核日期: 年 月 日	审核日期: 年 月 日	批准日期: 年 月 日
颁发部门:		生效日期: 年 月 日	
分发部门:			

目的

建立＊＊多功能提取罐标准使用方法,保证＊＊多功能提取罐的正确操作。

范围

本规程适用于提取车间＊＊多功能提取罐。

责任人

多功能提取罐操作工、设备维修工、设备管理员。

内容

1. 设备原理

多功能提取罐的提取过程是单纯的煎煮过程,中草药浸泡在水中,通过夹层加热,罐内达到沸腾,蒸汽经过冷凝器冷却后回到提取罐内,将有效成分提取出来,根据不同物料的性能自行决定煎煮时间的长短,投料量因中草药形状和有效成分提取的难易不一,不能做统一规定,建议投料量不超过设备容积的 2/3。

2. 设备参数

序　号	名　称	数　值	单　位
1	设备容积		L
2	设备内设计压力		MPa
3	夹层内设计压力		MPa
4	压缩空气压力		MPa
5	加热面积		m^2
6	加料直径		mm
7	排渣口直径		mm

续表

3.使用与操作

序号	步骤	操作方法及说明	课堂笔记
1	开机准备	(1)启动空压机,待空压机表达到0.4 MPa,先关闭提取罐排渣门底盖气动阀门,再关闭提取罐锁气动阀门,上好卡子、拧紧,关闭空压机 (2)向罐内加入一定量的水,检查排渣门是否漏水 (3)适当开启蒸汽阀,检查蒸汽管路是否漏气 (4)开启进水阀对冷却系统的管路实行试水,检查管路管件是否有滴漏现象 (5)根据工艺要求给过滤器安装过滤布	
2	开机、运行	(1)打开加料口,加入一定量的物料,加料结束关闭加料口盖子,上好定位手柄并使其定位销进入钩槽内,拧紧安全卡子 (2)打开溶剂进口阀门,加入工艺规定量的饮用水 (3)打开冷凝器、冷却器中循环水管路的进料口阀门 (4)打开蒸汽冷凝水管路冷凝水排放阀门,缓慢开启蒸汽进气阀门对提取罐加热,罐体夹层内冷水排放干净后关闭冷凝水排放阀门。提取液循环,达到沸腾时,通过物料泵使提取液循环流动,这样使药材提取均匀,当提取罐内温度达到工艺要求时调整蒸汽进气阀门保持罐内温度稳定	
3	停机	(1)提取结束,关闭蒸汽进气阀门,打开提取罐排液阀门 (2)启动提取液输送泵向提取液贮罐输送提取液 (3)排液结束,关闭提取液输送泵及提取罐排液阀门 (4)关闭冷凝器、冷却器循环水管路进出口阀门 (5)打开排渣门上的卡子,打开空压机,待空压机表达到 * * MPa(不同提取罐数值不同)时,先开启提取罐锁气动阀门,再打开提取罐排渣门底盖气动阀门,将药渣放出 (6)出渣结束彻底清洗提取罐	
4	填写设备使用日志		

4.注意事项

(1)设备开始运行后,操作工不得擅自离岗。

(2)夹层蒸汽压力不得过高。

(3)本设备内正在煎煮时及药液放完之前,严禁开启排渣门。

(4)打开排渣门时,提取罐附近3 m之内不得有人,避免烫伤。

(5)关闭提取罐排渣门底盖气动阀门,关闭提取罐锁气动阀门,上好卡子,拧紧,卡子不得少于3个。

工作任务 D-3:提取生产记录

职业能力:能正确填写提取生产记录。

产品名称		操作日期	
原料数量		生产批号	

操作指令	操作记录
1. 开工准备及自检	温度:　　℃　　相对湿度:　　%
	电子秤校对:□已校对　　□未校对
	设备名称:
	设备状态:完好□　　不完好□ 已清洁□　　未清洁□
	自检结果:合格□　　不合格□
	检查人:　　复核人:　　时间:
2. 物料领取	(详见领料记录)核对品名、规格、数量、合格标识、感官性状

3. 提取浓缩	控制项目		煎煮次数		
			第一次	第二次	第三次
	煎煮提取	投入原料量/kg			
		饮用水量/L			
		提取时间			
		温度/℃			
		压力/MPa			
		出液量/L			
	醇提	投入乙醇量/L			
		酒精浓度/(%)			
		醇提时间			
		出液量/L			

操作者:	复核者:
备注:	

工作任务 D-4:多功能提取罐清洁规程

职业能力:能根据多功能提取罐清洁规程,对 * * 多功能提取罐进行规范化、标准化的清洁。

<table>
<tr><td colspan="2">* * 制药厂标准清洁规程</td><td colspan="2">文件编号:</td></tr>
<tr><td colspan="4">* * 多功能提取罐清洁规程</td></tr>
<tr><td>起草人:</td><td>审核人:</td><td>审核人:</td><td>批准人:</td></tr>
<tr><td>起草日期: 年 月 日</td><td>审核日期: 年 月 日</td><td>审核日期: 年 月 日</td><td>批准日期: 年 月 日</td></tr>
<tr><td colspan="2">颁发部门:</td><td colspan="2">生效日期: 年 月 日</td></tr>
<tr><td colspan="4">分发部门:</td></tr>
</table>

目的

明确 * * 多功能提取罐清洁内容及要求,使清洁操作规范化、标准化。

范围

本规程适用于 * * 多功能提取罐的清洁。

责任人

提取岗位操作工、班组长、质监员。

内容

项　目	操 作 内 容	课 堂 笔 记
1. 清洁前准备	(1)清洁范围及对象:设备表面、设备内、管道 (2)清洁地点:现场 (3)清洁工具及设施:清洁桶、洁净布、钢刷 (4)清洁剂名称:洗涤剂、1%NaOH 溶液、饮用水	

续表

续表

项　目	操 作 内 容	课 堂 笔 记
2. 清洁(生产结束后 24 h 内)	同一品种更换批次时清洁方法： 用饮用水冲洗至饮用水澄清，提取罐外壁用饮用水擦洗，最后用洁净布擦拭干净 更换品种时清洁方法： (1)用 1% NaOH 溶液在常压条件下煮洗，先向提取罐中加入 3860 kg 饮用水，再将配制好的 NaOH 溶液倒入罐中，煮洗 30 min，放掉污水，再用饮用水煮洗 1 遍，放掉污水，然后用饮用水冲洗干净，使 pH 值达到 7.0 左右 (2)提取罐外壁用洗涤剂擦拭，再用饮用水擦洗，最后用洁净布擦拭干净 (3)用饮用水反复冲洗管道至饮用水澄清	
3. 清洁实施的条件及频次	(1)设备内、管道在更换批次和更换品种时均需清洁一次 (2)设备表面在更换品种时清洁一次	
4. 干燥存放	(1)自然干燥 (2)已清洁的设备用于下一次生产前的最长存放时间为 7 天 (3)清场结束后，将房间关闭，下一次使用前禁止人员入内	
5. 清洁效果的评价	清洁完毕后，由质监员目视检查设备清洁效果，要求达到设备见本色，无干燥后残留，用脱脂棉擦拭设备，无不洁痕迹	
6. 使用前检查设备清洁状况	(1)确认设备所处的房间处于关闭状态 (2)确认房间有“清场合格证”，并在有效期内 (3)确认设备有“已清洁”状态标识，并在有效期内 (4)如不在有效期内，必须重新清洁	

工作任务 D-5：多功能提取罐清洁记录

职业能力：能正确填写"＊＊多功能提取罐清洁记录"。

<table>
<tr><td colspan="2">设备编号：</td><td>清洁依据：＊＊多功能提取罐清洁规程</td><td colspan="3">清洁日期：______年____月____日</td></tr>
<tr><td colspan="3">生产产品名称：</td><td colspan="3">生产批号：</td></tr>
<tr><td>操作步骤</td><td colspan="2">操 作 内 容</td><td>记录</td><td>操作人</td><td>复核人</td></tr>
<tr><td>清洁</td><td colspan="2">(1)同一品种更换批次时：用饮用水冲洗至饮用水澄清，提取罐外壁用饮用水擦洗，最后用洁净布擦拭干净
(2)更换品种时
①用 1%NaOH 溶液在常压条件下煮洗，先向提取罐中加入 3860 kg 饮用水，再将配制好的 NaOH 溶液倒入罐中，煮洗 30 min，放掉污水，再用饮用水煮洗 1 遍，放掉污水，然后用饮用水冲洗干净，使 pH 值达到 7.0 左右
②提取罐外壁用洗涤剂擦拭，再用饮用水擦洗，最后用洁净布擦拭干净
③用饮用水反复冲洗管道至饮用水澄清</td><td>□已清洁
□已清洁
□已清洁
□已清洁</td><td></td><td></td></tr>
<tr><td rowspan="2">清场检查</td><td colspan="2" rowspan="2">清洁符合要求，可以进行下一批次的生产</td><td rowspan="2">□合格
□不合格</td><td colspan="2">班组长：</td></tr>
<tr><td colspan="2">质监员：</td></tr>
</table>

注：已做、确定打"√"；未做、不确定打"×"；空格或无内容填写处画"/"。

工作任务 D-6:多功能提取罐维护、保养及检修规程

职业能力:了解＊＊多功能提取罐维护、保养及检修方法和程序。

＊＊制药厂维护、保养及检修规程			文件编号:
＊＊多功能提取罐维护、保养及检修规程			
起草人:	审核人:	审核人:	批准人:
起草日期: 年 月 日	审核日期: 年 月 日	审核日期: 年 月 日	批准日期: 年 月 日
颁发部门:		生效日期: 年 月 日	
分发部门:			

目的

建立＊＊多功能提取罐的标准维护、保养及检修方法和程序,保证该设备的正常运行和延长其使用寿命。

范围

本规程适用于提取车间＊＊多功能提取罐。

责任人

＊＊多功能提取罐操作工、设备维修工、电工、设备管理员。

内容

1. 日常保养

项目	周期	保养方法	责任人	课堂笔记
机器清洗	每天一次	(1)每天生产结束,关闭压缩空气总阀门 (2)打开饮用水阀门,清除罐内的残留物 (3)将过滤器内的剩余残渣清除干净 (4)转动物料泵用饮用水将物料泵及物料管线清洗干净 (5)将清洗干净的过滤布放回过滤器中	操作工	

2. 设备润滑

注油点	周期	润滑油名称	每次注油量	注油方法	责任人
油杯	每月一次	变压器油	每处 2～5 g	倒入	设备维修工

续表

3. 检修

类型	周期	项目	方法	责任人	课堂笔记
小修	每 240 h 一次	1. 运动部件	有无松动和异常声响,及时紧固	设备维修工	
		2. 检查密封垫	密封垫是否完整,发现泄漏时,应及时修复	设备维修工	
		3. 检查阀门及法兰密封情况	根据日常运行情况,如有松动、泄漏,应及时修复紧固	设备维修工	
		4. 检查气路和气缸运行情况	是否运行正常,如有漏气,要及时修复或调整	设备维修工	
		5. 检查放料系统	如有老化或破损的软管,要及时修复或更换	设备维修工	
		6. 检查水管、气管和阀门的密封情况	如发现泄漏,及时进行更换	设备维修工	
中修	每 1440 h 一次	1. 包括小修的内容	按照小修方法进行操作	设备维修工	
		2. 检查并校正仪表及安全阀	执行仪表、安全阀校正规程	设备管理员	
		3. 电控柜维护检修	断开电源开关,用吹风机和吸尘器清除控制柜内的灰尘,逐个检查接线端子连接导线有无松脱并拧紧	电工	
		4. 检查并更换机械密封	启动物料泵,如发现漏药,应及时更换机械密封	设备维修工	
大修	每 2880 h 一次	1. 包括中、小修的内容	按中、小修方法进行操作	设备维修工	
		2. 放料系统	检查所有放料系统如锅底筛网、过滤网是否破损,若有破损,进行修补或更换	设备维修工	
		3. 物料泵检修	更换损坏的机械密封	设备维修工	
		4. 电气系统检修	更换所有老化的电线和元器件	电工	

工作任务 D-7:多功能提取罐维护、保养记录

职业能力:能正确填写“＊＊多功能提取罐维护、保养记录”。

<table>
<tr><td colspan="9">＊＊制药厂</td></tr>
<tr><td rowspan="2">文件名称</td><td colspan="4" rowspan="2">＊＊多功能提取罐维护、保养记录</td><td>文件编号</td><td colspan="3"></td></tr>
<tr><td>页数</td><td></td><td>实施日期</td><td></td></tr>
<tr><td>制定人</td><td colspan="2"></td><td>审核人</td><td></td><td>批准人</td><td colspan="3"></td></tr>
<tr><td>制定日期</td><td colspan="2"></td><td>审核日期</td><td></td><td>批准日期</td><td colspan="3"></td></tr>
<tr><td>制定部门</td><td colspan="4"></td><td>分发部门</td><td colspan="3"></td></tr>
<tr><td colspan="2">项　　目</td><td colspan="2">是否完好</td><td colspan="4">维护、保养内容</td><td>日期</td></tr>
<tr><td colspan="2">机器清洗</td><td colspan="2"></td><td colspan="4"></td><td></td></tr>
<tr><td colspan="2">设备润滑</td><td colspan="2"></td><td colspan="4"></td><td></td></tr>
<tr><td colspan="2">运动部件</td><td colspan="2"></td><td colspan="4"></td><td></td></tr>
<tr><td colspan="2">密封垫</td><td colspan="2"></td><td colspan="4"></td><td></td></tr>
<tr><td colspan="2">阀门及法兰密封</td><td colspan="2"></td><td colspan="4"></td><td></td></tr>
<tr><td colspan="2">气路和气缸</td><td colspan="2"></td><td colspan="4"></td><td></td></tr>
<tr><td colspan="2">放料系统</td><td colspan="2"></td><td colspan="4"></td><td></td></tr>
<tr><td colspan="2">水管、气管和阀门</td><td colspan="2"></td><td colspan="4"></td><td></td></tr>
<tr><td colspan="2">仪表及安全阀</td><td colspan="2"></td><td colspan="4"></td><td></td></tr>
<tr><td colspan="2">电控柜</td><td colspan="2"></td><td colspan="4"></td><td></td></tr>
<tr><td colspan="2">物料泵</td><td colspan="2"></td><td colspan="4"></td><td></td></tr>
<tr><td colspan="2">电气系统</td><td colspan="2"></td><td colspan="4"></td><td></td></tr>
<tr><td colspan="9">备注:</td></tr>
<tr><td>维护保养人</td><td colspan="4"></td><td>验收人</td><td colspan="3"></td></tr>
</table>

工作任务 D-8：醇沉岗位标准操作规程

职业能力：能根据醇沉岗位标准操作规程，进行醇沉操作，填写相关记录。

一、核心概念

沉淀法：在中药提取液中加入某些试剂，使产生沉淀或降低溶质溶解性而从溶液中析出，从而获得有效成分或去除杂质的方法。

二、学习目标

能用沉淀法提取和分离化学成分。

三、基础知识

采用沉淀法进行分离，若生成沉淀的是有效成分，则沉淀反应必须可逆；若沉淀物为杂质，则沉淀反应可以是不可逆反应。常用的沉淀方法有下列几种。

沉淀方法	特点与适用范围
酸碱沉淀法	利用某些成分在酸(或碱)中溶解，继而又在碱(或酸)中生成沉淀的性质达到分离目的。此法是可逆的，可使有效成分与其他杂质分离，适用于分离提纯酸性、碱性或两性有机化合物，如黄酮、蒽醌类、酚酸性成分、生物碱、蛋白质等
试剂沉淀法	利用某些成分能与某些试剂生成沉淀，或利用某些成分在不同溶剂中溶解度的差异，通过加入特定试剂或溶剂，使生成沉淀，从而与其他成分分离。适用于能与某些试剂产生沉淀或在不同溶剂中溶解度有差异的化学成分的分离。例如：生物碱沉淀试剂能使生物碱类生成沉淀从而自酸性溶液中析出；胆固醇能与甾体皂苷生成沉淀；明胶、蛋白质溶液能沉淀鞣质等。 水提醇沉法——在浓缩的水提取液中分次加入乙醇，使含醇量逐步达到80%以上，从而除去淀粉、黏液质、树胶、蛋白质等水溶性杂质。 醇提水沉法——在浓缩的乙醇提取液中加入数倍量水稀释，放置使产生沉淀而除去树脂、叶绿素等水不溶性杂质

问题情境三

板蓝根颗粒制法：取板蓝根，加水煎煮两次，第一次2 h，第二次1 h，煎液过滤，滤液合并，浓缩至相对密度为1.20(50 ℃)，加乙醇使含醇量达60%，静置使产生沉淀，取上清液，回收乙醇并浓缩至适量，加入适量的蔗糖粉和糊精，制成颗粒，干燥即得。请问板蓝根颗粒制法中板蓝根的提取方法是什么？其原理和影响因素有哪些？

序号	评价内容	评价标准	评价结果(是/否)
1	试剂沉淀法	乙醇沉淀法的原理、工艺要求、适用范围	

<table>
<tr><td colspan="3">＊＊制药厂标准操作规程</td><td>文件编号：</td></tr>
<tr><td colspan="4">醇沉岗位标准操作规程</td></tr>
<tr><td>起草人：</td><td>审核人：</td><td>审核人：</td><td>批准人：</td></tr>
<tr><td>起草日期： 年 月 日</td><td>审核日期： 年 月 日</td><td>审核日期： 年 月 日</td><td>批准日期： 年 月 日</td></tr>
<tr><td colspan="2">颁发部门：</td><td colspan="2">生效日期： 年 月 日</td></tr>
<tr><td colspan="4">分发部门：</td></tr>
</table>

目的

为了使醇沉岗位操作规范化、标准化，特制定本规程。

范围

本规程适用于醇沉岗位。

责任人

醇沉岗位操作工、班组长、质监员。

内容

序号	步骤	操作方法及说明	课堂笔记
1	工作前准备	(1)确认人员着装符合要求 (2)领取批生产记录、标识卡及与生产相关的文件 (3)确认工作场所有“清场合格证”，并在有效期内 (4)确认乙醇沉淀罐处于完好状态，有“已清洁”标识，并在有效期内 (5)确认计量器具、仪表在检定周期内 (6)确认工器具完好、齐全，有“已清洁”标识，并在有效期内 (7)生产前，收回“清场合格证”并附于本批批生产记录上，同时做好状态标识 (8)核对中间产品的名称、代码、批号和标识，确保与生产所用中间产品一致且符合要求	
2	操作	(1)关闭底部排渣盖，并旋紧排渣盖的卡子，关闭放液阀门 (2)将提取浓缩液加入乙醇沉淀罐中(每个乙醇沉淀罐加入量不得超过 150 kg) (3)打开搅拌器，加入乙醇使含醇量达到工艺要求，搅拌均匀，盖紧投料口盖。加入的乙醇的配制按《醇提岗位标准操作规程》(文件编号：＊＊)相关规定进行操作 (4)关闭搅拌器，静置时间参照工艺要求 (5)达到工艺要求静置时间后，打开视镜灯，观察液面，开启微调旋转管及上清液出液阀门(注意不要将微调旋转管的吸入口插入沉淀中，以防将沉淀渣抽出)，将上清液经过滤器过滤，输入贮罐中 (6)抽完上清液，关闭出液阀门，打开饮用水阀门，向乙醇沉淀罐中加饮用水，使水面超出原药渣面少许，开启搅拌器将沉淀打成悬浮液后，开启底部排渣阀门，排出悬浮液 (7)向乙醇沉淀罐中加饮用水冲洗至饮用水澄清，关闭排渣阀门	

续表

续表

序号	步骤	操作方法及说明	课堂笔记
3	记录	生产过程中及时、准确填写批生产记录	
4	清洁清场	(1)文件收集:收集与下一批生产无关的所有记录、标识及相关文件 (2)物料清除:清除与下一批生产无关的所有物料 (3)设备清洁 ①按《乙醇沉淀罐清洁规程》(文件编号:* * *)对乙醇沉淀罐进行清洁 ②工器具清洁:按《工器具清洁规程》(文件编号:* *)对使用的工器具进行清洁 (4)附属设施清洁 ①按《洁具清洁管理规程》(文件编号:* *)对使用的洁具进行清洁 ②按《一般生产区清洁规程》(文件编号:* *)对工作区域进行清洁 (5)清洁清场完毕,操作工填写清洁清场记录,班组长对清洁清场情况进行复核,确认合格后在清洁清场记录上签字,质监员检查清洁清场情况,确认合格后,发放“清场合格证”,在“清场合格证”上签字、注明有效期,并将“清场合格证”插于房间标识牌中 (6)将房间关闭,下一次使用前禁止人员入内	
5	操作注意事项	(1)进入醇沉操作间,随手关门,必须将手机关机 (2)醇沉过程中,操作工不得擅自离岗 (3)工作过程中有不正常现象或异常声响时,应立即关闭电源开关,查清原因后再工作 (4)对搅拌器进行试运转,确认无异常情况及声音,搅拌轴旋转方向与减速机上箭头方向要相同 (5)关闭排渣阀门后,必须将卡子锁好 (6)非本岗位人员不得随意进入操作间	

工作任务 D-9:醇提岗位标准操作规程

职业能力:能根据醇提岗位标准操作规程,按工艺要求对药材进行醇提操作。

＊＊制药厂标准操作规程			文件编号:
醇提岗位标准操作规程			
起草人:	审核人:	审核人:	批准人:
起草日期:　年　月　日	审核日期:　年　月　日	审核日期:　年　月　日	批准日期:　年　月　日
颁发部门:		生效日期:　年　月　日	
分发部门:			

目的

为了使醇提岗位操作标准化、规范化,特制定本规程。

范围

本规程适用于醇提岗位。

责任人

醇提岗位操作工、班组长、质监员。

内容

序号	步骤	操作方法及说明	课堂笔记
1	工作前准备	(1)确认人员着装符合要求 (2)领取批生产记录、标识卡及与生产相关的文件 (3)确认工作场所有"清场合格证",并在有效期内 (4)确认提取罐处于完好状态,有"已清洁"标识,并在有效期内 (5)确认计量器具在检定周期内 (6)确认工器具完好、齐全,有"已清洁"标识,并在有效期内 (7)确认公用介质(蒸汽、循环水)及空压机、电供应符合规定 (8)生产前,收回"清场合格证"并附于本批批生产记录上,同时做好状态标识 (9)按批生产指令单逐项核对物料及配料卡,确保与生产所用物料一致且符合要求	

续表

续表

序号	步骤	操作方法及说明	课堂笔记
2	配制工艺要求浓度的乙醇溶液	(1)配制方法 ①用一种浓度的乙醇溶液进行配制。根据公式 $C_1 \times V_1 = C_2 \times V_2$,所以 $$V_1 = C_2 \times V_2 / C_1$$ 式中:C_1为已知高浓度乙醇溶液浓度;V_1为已知高浓度乙醇溶液体积;C_2为欲配制乙醇溶液浓度;V_2为欲配制乙醇溶液体积 按计算量加入饮用水(加饮用水量$=V_2-V_1$),搅匀后,用酒精计测其浓度,若浓度低或高,可少量添加高浓度乙醇或饮用水调整至浓度达欲配制乙醇溶液浓度 ②用两种不同浓度的乙醇溶液进行配制。如用两种不同浓度($A\%$、$B\%$)的乙醇溶液,预配成的浓度为$C\%$乙醇溶液体积为V,需根据公式 $$\begin{cases}(A\% \times X + B\% \times Y)/(X+Y) = C\% \\ X+Y = V\end{cases}$$ 求出X、Y具体数值,按计算量加入后搅匀,用酒精计测其浓度 式中:$A\%$、$B\%$为已知乙醇溶液浓度;X为浓度为$A\%$的乙醇溶液的体积;Y为浓度为$B\%$的乙醇溶液的体积;$C\%$为欲配制的乙醇溶液的浓度;V为欲配制浓度为$C\%$乙醇溶液的体积 (2)配制乙醇溶液时由指定的操作人员配制,质监员复核,并做好乙醇溶液配制记录	
3	操作	(1)见《＊＊多功能提取罐标准操作规程》 (2)第二次(及第三次)提取加入工艺要求浓度和体积的乙醇溶液,加热至沸腾,保持微沸,达到工艺要求的时间后,放出提取液,经过滤后输入贮罐中与第一次煎煮液混合	
4	记录	生产过程中及时、准确填写批生产记录	

续表

续表

序号	步骤	操作方法及说明	课堂笔记
5	清洁清场	(1)文件收集：收集与下一批生产无关的所有记录、标识及相关文件 (2)物料清除：清除与下一批生产无关的所有物料 (3)设备清洁：按《＊＊多功能提取罐清洁规程》(文件编号：＊＊＊)对多功能提取罐进行清洁 (4)工器具清洁：按《工器具清洁规程》(文件编号：＊＊)对使用的工器具进行清洁 (5)附属设施清洁：按《洁具清洁管理规程》(文件编号：＊＊)对使用的洁具进行清洁 (6)按《一般生产区清洁规程》(文件编号：＊＊)对工作区域进行清洁 (7)清洁清场完毕，操作工填写清洁清场记录，班组长对清洁清场情况进行复核，确认合格后在清洁清场记录上签字，质监员检查清洁清场情况，确认合格后，发放“清场合格证”，在“清场合格证”上签字、注明有效期，并将“清场合格证”插于房间标识牌中 (8)将房间关闭，下一次使用前禁止人员入内	
6	操作注意事项	(1)进入醇提操作间，随手关门，必须将手机关机 (2)醇提罐开始运行后，操作工不得擅自离岗 (3)夹层蒸汽压力不得过高 (4)关闭提取罐排渣门底盖气动阀门，再关闭提取罐锁气动阀门，上好卡子，拧紧，卡子不得少于3个 (5)操作过程中有不正常现象或异常声响时，应立即关闭电源开关，查清原因后再工作 (6)本设备内正在煎煮时及药液放完之前，严禁开启排渣门 (7)打开排渣门时，提取罐附近3 m之内不得有人，避免烫伤 (8)非本岗位人员不得随意进入操作间	

工作任务 D-10：乙醇配制记录

职业能力：能根据工艺要求，配制一定体积、一定浓度的乙醇溶液。

记录编号：

配制方法							
(1)用一种浓度的乙醇溶液进行配制。根据公式 $C_1 \times V_1 = C_2 \times V_2$，所以 $V_1 = C_2 \times V_2 / C_1$ 式中：C_1 为已知高浓度乙醇溶液浓度；V_1 为已知高浓度乙醇溶液体积；C_2 为欲配制乙醇溶液浓度；V_2 为欲配制乙醇溶液体积 按计算量加入饮用水（加饮用水量 $=V_2 - V_1$）搅匀后，用酒精计测其浓度，若浓度低或高，可少量添加高浓度乙醇或饮用水调整至浓度达欲配制乙醇溶液浓度 (2)用两种不同浓度的乙醇溶液进行配制。如用两种不同浓度（$A\%$、$B\%$）的乙醇溶液，预配成的浓度为 $C\%$ 乙醇溶液体积为 V，根据公式 $\begin{cases}(A\% \times X + B\% \times Y)/(X+Y) = C\% \\ X + Y = V\end{cases}$ 求出 X、Y 具体数值，按计算量加入后搅匀，用酒精计测其浓度 式中：$A\%$、$B\%$ 为已知乙醇溶液浓度；X 为浓度为 $A\%$ 的乙醇溶液的体积；Y 为浓度为 $B\%$ 的乙醇溶液的体积；$C\%$ 为欲配制乙醇溶液浓度；V 为欲配制浓度为 $C\%$ 乙醇溶液的体积							
配制乙醇浓度：				配制体积：			
配制过程：							
配制人：		复核人：			配制日期：　　年　月　日		
生产工序	领取时间	领用量	领取人	生产工序	领取时间	领用量	领取人

工作岗位 E:浓缩

工作任务 E-1:浓缩岗位标准操作规程

职业能力:能根据浓缩岗位标准操作规程,正确填写相关记录。

<table>
<tr><td colspan="3">* * 制药厂标准操作规程</td><td colspan="2">文件编号:</td></tr>
<tr><td colspan="5">浓缩岗位标准操作规程</td></tr>
<tr><td>起草人:</td><td>审核人:</td><td colspan="2">审核人:</td><td>批准人:</td></tr>
<tr><td>起草日期: 年 月 日</td><td>审核日期: 年 月 日</td><td colspan="2">审核日期: 年 月 日</td><td>批准日期: 年 月 日</td></tr>
<tr><td colspan="2">颁发部门:</td><td colspan="3">生效日期: 年 月 日</td></tr>
<tr><td colspan="5">分发部门:</td></tr>
</table>

目的

为了使浓缩岗位操作标准化、规范化,特制定本规程。

范围

本规程适用于浓缩岗位。

责任人

浓缩岗位操作工、班组长、质监员。

内容

序号	步骤	操作方法及说明	课堂笔记
1	工作前准备	(1)确认人员着装符合要求 (2)领取批生产记录、标识卡及与生产相关的文件 (3)确认工作场所有“清场合格证”,并在有效期内 (4)确认二效节能浓缩器处于完好状态,有“已清洁”标识,并在有效期内 (5)确认计量器具在检定周期内 (6)确认工器具完好、齐全,有“已清洁”标识,并在有效期内 (7)确认公用介质(蒸汽、循环水)及真空供应符合规定 (8)生产前,收回“清场合格证”并附于本批批生产记录上,同时做好状态标识 (9)核对中间产品的名称、代码、批号和标识,确保与生产所用中间产品一致且符合要求	

续表

续表

序号	步骤	操作方法及说明	课堂笔记
2	操作	见《＊＊二效浓缩器标准操作规程》	
3	记录	生产过程中及时准确填写批生产记录	
4	清洁清场	(1)文件收集：收集与下一批生产无关的所有记录、标识及相关文件 (2)物料清除：清除与下一批生产无关的所有物料 (3)设备清洁 ①按《＊＊二效节能浓缩器清洁规程》(文件编号：＊＊＊)对浓缩器进行清洁 ②按《提取液（卫生级）贮罐及排药管线清洁规程》(文件编号：＊＊)、《＊＊提取液贮罐及排药管线清洁规程》(文件编号：＊＊)对提取液贮罐及管线进行清洁 (4)工器具清洁：按《工器具清洁规程》(文件编号：＊＊)对使用的工器具进行清洁 (5)附属设施清洁 ①按《洁具清洁管理规程》(文件编号：＊＊)对使用的洁具进行清洁 ②按《一般生产区清洁规程》(文件编号：＊＊)对工作区域进行清洁 (6)清洁清场完毕，操作工填写清洁清场记录，班组长对清洁清场情况进行复核，确认合格后在清洁清场记录上签字，质监员检查清洁清场情况，确认合格后，发放“清场合格证”，在“清场合格证”上签字、注明有效期，并将“清场合格证”插于房间标识牌中 (7)将房间关闭，下一次使用前禁止人员入内	
5	操作注意事项	(1)设备开始运行后，操作工不得擅自离岗 (2)操作中如有异常情况，应立即停机，通知维修人员解决 (3)必须经常检查物料进出阀门，严防药液流失 (4)真空度不得超过规定数值，以防药液抽到贮水罐中 (5)非本岗位人员不得随意进入操作间	

工作任务 E-2:二效浓缩器标准操作规程

职业能力:能根据二效浓缩器标准操作规程,正确操作＊＊二效浓缩器,对药液进行浓缩。

<table>
<tr><td colspan="3">＊＊制药厂标准操作规程</td><td colspan="2">文件编号:</td></tr>
<tr><td colspan="5">＊＊二效浓缩器标准操作规程</td></tr>
<tr><td>起草人:</td><td>审核人:</td><td>审核人:</td><td colspan="2">批准人:</td></tr>
<tr><td>起草日期: 年 月 日</td><td>审核日期: 年 月 日</td><td>审核日期: 年 月 日</td><td colspan="2">批准日期: 年 月 日</td></tr>
<tr><td colspan="2">颁发部门:</td><td colspan="3">生效日期: 年 月 日</td></tr>
<tr><td colspan="5">分发部门:</td></tr>
</table>

目的

建立＊＊二效浓缩器标准使用方法,保证＊＊二效浓缩器的正确操作。

范围

本规程适用于提取车间＊＊二效浓缩器。

责任人

＊＊二效浓缩器操作工、设备维修工、设备管理员。

内容

1.设备原理

＊＊二效浓缩器是由真空泵抽真空,在真空状态下,不断抽取料液贮罐中的液体,通过一效列管加热器加热,利用热力使药液在一效列管加热器和蒸发室之间循环,产生的二次蒸汽随真空管道进入二效加热器,对二效列管中的物料进行加热。未消耗完的一效二次蒸汽和二效产生的二次蒸汽经冷凝器冷却后进入受液槽,药液在这个过程中不断得到浓缩,直至密度达到要求。

2.设备参数

序　号	名　称	数　值	单　位
1	蒸发能力		kg/h
2	蒸汽压力		MPa
3	一效蒸发温度		℃

续表

续表

序　号	名　称	数　值		单　位
4	二效蒸发温度			℃
5	一效真空度			MPa
6	二效真空度			MPa
7	耗水量循环			T/h

3.使用与操作

序号	步骤	操作方法及说明	课堂笔记
1	开机准备	(1)开启冷凝器及循环冷却水，开启冷却塔风机，使水压稳定在 0.1～0.2 MPa (2)缓慢打开真空阀门，真空度控制在－0.02～0.06 MPa 之间 (3)开启进料阀门进料，待蒸发器下视镜中 2/3 处见到药液时，即关闭进料阀门	
2	开机、运行	(1)缓缓开启蒸汽阀门，打开疏水器旁通阀，放空管道中的冷凝水后关闭。加热至所需压力(压力不得超过0.09 MPa)，使各效蒸发器进行热循环，浓缩时，一效真空度控制在－0.04～－0.02 MPa，温度控制在 85～90 ℃，二效真空度控制在－0.05～－0.03 MPa，温度控制在 80～85 ℃ (2)补充药液要及时，当药液蒸发致液面下降时，可补至第一个视镜(下部)的 2/3 处，若连续进料，则应调整真空度并随时调整各效进料阀门开启度，控制液面于某一高度，使药液蒸发量和药液补充量达到动态平衡 (3)注意及时调节进料阀门的开启度，维持液面于正常高度，在生产过程中，注意设备的温度、压力、真空度，防止跑料 (4)每蒸发 20～30 min，便打开一效加热器的排气阀，将不凝性气体排出	

续表

续表

序号	步骤	操作方法及说明	课堂笔记
2	开机、运行	(5)排放冷凝水,当蒸发器内夹层下部的水量升至液位计的 1/2 处时排水,排放步骤为关闭通水阀→打开排空阀,使受水罐由真空转为排空→打开排水阀,将冷凝水排出 (6)冷凝水排完后,先关闭排水阀,再关闭排气阀,打开通水阀,设备正常运行 (7)收膏操作:关闭一效、二效进料阀门和蒸汽阀门。关闭高空蝶阀,打开真空旁路阀,使一效真空度提高,打开二效排空阀,破坏二效蒸发器的真空度,打开二效加热器底药液阀,将药液全部抽入一效后,关闭放药、进料阀门,使药液在一效单独进行热循环,待药液蒸发至所需相对密度即可	
3	停机	(1)浓缩结束,关闭蒸汽进气阀门,停止供给蒸汽 (2)停止真空泵运行,关闭真空阀,关闭冷却循环水阀门及冷却塔风机 (3)打开蒸发器排气阀门破坏蒸发器真空,放出浓缩的浸膏 (4)打开排气阀及排水阀,将冷凝水排出 (5)清洗各效蒸发器和加热器	
4	填写设备使用日志		

4.注意事项

(1)设备开始运行后,操作工不得擅自离岗。

(2)被浓缩的药液不可停车过夜或长时间放在设备中。

(3)一效加热器在收膏过程中,二效加热器中要放入饮用水或药液,不可无饮用水或药液。

工作任务 E-3:浓缩记录

职业能力:能正确填写浓缩记录。

<table>
<tr><td colspan="4" align="right">生产日期：　　年　　月　　日</td></tr>
<tr><td>产品名称</td><td></td><td>批号</td><td></td></tr>
<tr><td>设备</td><td colspan="3"></td></tr>
<tr><td colspan="2">药液量</td><td colspan="2"></td></tr>
<tr><td colspan="2">开始加热时间</td><td colspan="2" align="right">时　　分</td></tr>
<tr><td colspan="2">沸腾时间</td><td colspan="2" align="right">时　　分</td></tr>
<tr><td colspan="2">沸腾温度</td><td colspan="2" align="right">℃</td></tr>
<tr><td colspan="2">真空度</td><td colspan="2"></td></tr>
<tr><td colspan="2">结束时间</td><td colspan="2" align="right">时　　分</td></tr>
<tr><td colspan="2" rowspan="2">稠膏</td><td>质量/g</td><td>相对密度</td></tr>
<tr><td></td><td></td></tr>
<tr><td colspan="2">操作者：</td><td colspan="2">复核者：</td></tr>
<tr><td colspan="4">备注：</td></tr>
</table>

工作任务 E-4:二效浓缩器清洁规程

职业能力:能根据二效浓缩器清洁规程,对 * * 二效浓缩器进行规范化、标准化的清洁。

* * 制药厂标准清洁规程			文件编号:
* * 二效浓缩器清洁规程			
起草人:	审核人:	审核人:	批准人:
起草日期: 年 月 日	审核日期: 年 月 日	审核日期: 年 月 日	批准日期: 年 月 日
颁发部门:		生效日期: 年 月 日	
分发部门:			

目的

明确 * * 二效浓缩器清洁内容及要求,使其操作规范化、标准化。

范围

本规程适用于二效浓缩器的清洁。

责任人

* * 二效浓缩器操作工、班组长、质监员

内容

项 目	操 作 内 容	课堂笔记
1. 清洁前准备	(1)设备表面、设备内、管道 (2)清洁地点:现场 (3)清洁工具及设施:清洁桶、洁净布、钢刷 (4)清洁剂名称:洗涤剂、1% NaOH 溶液、饮用水	
2. 清洁(生产结束后 24 h 内)	(1)同一品种更换批次时的清洁方法 向 * * 二效浓缩器内放入饮用水煮沸 30 min,煮洗完毕后,用饮用水冲洗设备内部,然后用洁净布将设备表面擦洗干净 (2)更换品种时的清洁方法	

续表

续表

项　　目	操 作 内 容	课堂笔记
2. 清洁(生产结束后 24 h 内)	用 1% NaOH 溶液在常压条件下煮洗，先向浓缩器一效中吸入 750 kg 饮用水，将配制好的一份 NaOH 溶液吸入浓缩器中，再向浓缩器二效中吸入 750 kg 饮用水，将配制好的另一份 NaOH 溶液吸入浓缩器中，煮洗 30 min，放掉污水，再用饮用水煮洗 1 遍，放掉污水，然后用饮用水反复冲洗干净，使 pH 值达到 7.0 左右，再用洁净布将设备表面擦洗干净 (3)用饮用水反复冲洗管道至饮用水澄清	
3. 清洁实施的条件及频次	(1)设备内、管道在更换批次和更换品种时均需清洁一次 (2)设备表面在更换品种时清洁一次	
4. 干燥存放	(1)已清洁的设备用于下一次生产前的最长存放时间为 7 天 (2)清场结束后，将房间关闭，下一次使用前禁止人员入内	
5. 清洁效果的评价	清洁完毕后，由质监员目视设备清洁效果，要求达到设备见本色，无干燥后残留，用脱脂棉擦拭设备，无不洁痕迹	
6. 使用前检查设备清洁状况	(1)确认设备所处的房间处于关闭状态 (2)确认房间有“清场合格证”，并在有效期内 (3)确认设备有“已清洁”状态标识，并在有效期内 (4)如不在有效期内，必须重新清洁	

工作任务 E-5:二效浓缩器清洁记录

职业能力:能正确填写“* *二效浓缩器清洁记录”。

<table>
<tr><td>设备编号:</td><td colspan="2">清洁依据:* *二效浓缩器清洁规程</td><td colspan="3">清洁日期:____年____月____日</td></tr>
<tr><td colspan="3">生产产品名称:</td><td colspan="3">生产批号:</td></tr>
<tr><td colspan="2">操作步骤</td><td>操作内容</td><td>记录</td><td>操作人</td><td>复核人</td></tr>
<tr><td colspan="2">清洁</td><td>(1)同一品种更换批次时的清洁方法:向 * *二效浓缩器内放入饮用水煮沸 30 min,煮洗完毕后,用饮用水冲洗设备内部,然后用洁净布将设备表面擦洗干净
(2)更换品种时的清洁方法:用 1%NaOH 溶液在常压条件下煮洗,先向浓缩器一效中吸入 750 kg 饮用水,将配制好的一份 NaOH 溶液吸入浓缩器中,再向浓缩器二效中吸入 750 kg 饮用水,将配制好的另一份 NaOH 溶液吸入浓缩器中,煮洗 30 min,放掉污水,再用饮用水煮洗 1 遍,放掉污水,然后用饮用水反复冲洗干净,使 pH 值达到 7.0 左右,再用洁净布将设备表面擦洗干净
(3)用饮用水反复冲洗管道至饮用水澄清</td><td>□已清洁
□已清洁
□已清洁</td><td></td><td></td></tr>
<tr><td colspan="2" rowspan="2">清场检查</td><td rowspan="2">清洁符合要求,可以进行下一批次的生产</td><td rowspan="2">□合格
□不合格</td><td colspan="2">班组长:</td></tr>
<tr><td colspan="2">质监员:</td></tr>
</table>

注:已做、确定打“√”;未做、不确定打“×”;空格或无内容填写处画“/”。

工作任务 E-6：二效浓缩器维护、保养及检修规程

职业能力：了解＊＊二效浓缩器维护、保养及检修方法和程序。

＊＊制药厂维护、保养及检修规程		文件编号：	
＊＊二效浓缩器维护、保养及检修规程			
起草人：	审核人：	审核人：	批准人：
起草日期： 年 月 日	审核日期： 年 月 日	审核日期： 年 月 日	批准日期： 年 月 日
颁发部门：		生效日期： 年 月 日	
分发部门：			

目的

建立＊＊二效浓缩器的标准维护、保养及检修方法和程序，保证该设备的正常运行和延长其使用寿命。

范围

本规程适用于提取车间＊＊二效浓缩器。

责任人

＊＊二效浓缩器操作工、设备维修工、电工、设备管理员。

内容

1. 日常保养

项目	周期	保养方法	责任人	课堂笔记
机器清洗	每天一次	(1)每天生产结束，关闭真空泵及蒸汽阀门 (2)将机器表面用饮用水从下到上擦干净	操作工	

2. 检修

类型	周期	项目	方法	责任人	课堂笔记
小修	每 240 h 一次	1. 清洗加热器	加热器每月左右洗刷一次	设备维修工	
		2. 检查螺栓及阀门	如有松动及泄漏，应及时修复	设备维修工	
		3. 检查并更换蝶阀及密封垫	根据日常运行情况，对损坏的蝶阀和密封垫进行更换	设备维修工	
		4. 检查水管、气管和阀门的密封性	发现泄漏时进行更换	设备维修工	

续表

续表

类型	周期	项　　目	方　　法	责任人	课堂笔记
中修	每 1440 h 一次	1. 包括小修的内容	按照小修方法进行操作	设备维修工	
		2. 检查并校正仪表	执行仪表校正规程	设备管理员	
		3. 电控柜维护检修	断开电源开关,用吹风机和吸尘器清除控制柜内的灰尘,逐个检查接线端子连接导线有无松脱并拧紧	电工	
		4. 检查并更换阀门	如有泄漏的阀门,应及时修复与更换	设备维修工	
大修	每 2880 h 一次	1. 包括中、小修的内容	按照中、小修方法进行操作	设备维修工	
		2. 真空系统检修	真空管线如有泄漏,应及时修复和更换管线	设备维修工	
		3. 加热器检修	发现加热器压力增高,生产能力下降时,用 1%NaOH 溶液煮 20～30 min,再用圆钢丝刷刷洗堵塞的换热管	设备维修工	
		4. 电气系统检修	更换所有老化的电线和元器件	电工	

3. 注意事项

(1)清洗后的加热器、换热管一定要加饮用水浸泡在水中或吹干后关上门盖。

(2)加热器中换热管要定期打开用圆钢丝刷刷洗干净。

工作任务 E-7：二效浓缩器维护、保养记录

职业能力：能正确填写“＊＊二效浓缩器维护、保养记录”。

＊＊制药厂						
文件名称	＊＊二效浓缩器维护、保养记录			文件编号		
				页数		实施日期
制定人		审核人		批准人		
制定日期		审核日期		批准日期		
制定部门				分发部门		

项　目	是否完好	维护、保养内容	日期
机器清洗			
加热器			
螺栓及阀门			
蝶阀、密封垫			
水管、气管和阀门			
仪表校正			
电控柜维护			
真空系统			
电气系统			

备注：			
维护保养人		验收人	

工作岗位 F:回收乙醇

工作任务 F-1:乙醇回收岗位标准操作规程

职业能力:能根据乙醇回收岗位标准操作规程,正确填写相关记录。

* *制药厂标准操作规程			文件编号:
乙醇回收岗位标准操作规程			
起草人:	审核人:	审核人:	批准人:
起草日期: 年 月 日	审核日期: 年 月 日	审核日期: 年 月 日	批准日期: 年 月 日
颁发部门:		生效日期: 年 月 日	
分发部门:			

目的

为了使乙醇回收岗位操作标准化、规范化,特制定本规程。

范围

本规程适用于乙醇回收岗位。

责任人

乙醇回收岗位操作工、班组长、质监员。

内容

序号	步骤	操作方法及说明	课 堂 笔 记
1	工作前准备	(1)确认人员着装符合要求 (2)领取批生产记录、标识卡及与生产相关的文件 (3)确认工作场所有“清场合格证”,并在有效期内 (4)确认盘管式真空浓缩器处于完好状态,有“已清洁”标识,并在有效期内 (5)确认计量器具在检定周期内 (6)确认工器具完好、齐全,有“已清洁”标识,并在有效期内 (7)确认公用介质(蒸汽、循环水)及真空供应符合规定 (8)生产前,收回“清场合格证”并附于本批批生产记录上,同时做好状态标识 (9)核对中间产品的名称、代码、批号和标识,确保与生产所用中间产品一致且符合要求	

续表

续表

序号	步骤	操作方法及说明	课堂笔记
2	操作	见《＊＊真空浓缩器标准操作规程》	
3	记录	生产过程中及时准确填写批生产记录	
4	清洁清场	(1)文件收集:收集与下一批生产无关的所有记录、标识及相关文件 (2)物料清除:清除与下一批生产无关的所有物料 (3)设备清洁:按《＊＊真空浓缩器清洁规程》(文件编号:＊＊)对真空浓缩器进行清洁 (4)工器具清洁:按《工器具清洁规程》(文件编号:＊＊)对使用的工器具进行清洁 (5)附属设施清洁 ①按《洁具清洁管理规程》(文件编号:＊＊)对使用的洁具进行清洁 ②按《一般生产区清洁规程》(文件编号:＊＊)对工作区域进行清洁 (6)清洁清场完毕,操作工填写清洁清场记录,班组长对清洁清场情况进行复核,确认合格后在清洁清场记录上签字;质监员检查清洁清场情况,确认合格后,发放“清场合格证”,在“清场合格证”上签字、注明有效期,并将“清场合格证”插于房间标识牌中 (7)将房间关闭,下一次使用前禁止人员入内	
5	操作注意事项	(1)进入乙醇回收操作间,随手关门,必须将手机关机 (2)设备开始运行后,操作工不得擅自离岗 (3)操作中如有异常情况,应立即停机,通知维修人员解决 (4)非本岗位人员不得随意进入操作间	

工作任务 F-2:浓缩器标准操作规程

职业能力:能根据浓缩器标准操作规程,正确操作＊＊浓缩器,对醇提液进行乙醇的回收。

＊＊制药厂标准操作规程			文件编号:
＊＊浓缩器标准操作规程			
起草人:	审核人:	审核人:	批准人:
起草日期: 年 月 日	审核日期: 年 月 日	审核日期: 年 月 日	批准日期: 年 月 日
颁发部门:		生效日期: 年 月 日	
分发部门:			

目的

建立＊＊浓缩器标准使用方法,保证＊＊浓缩器的正确操作。

范围

本规程适用于提取车间＊＊浓缩器。

责任人

＊＊浓缩器操作工、设备维修工、设备管理员。

内容

1. 设备原理

药液由物料泵通过物料管道输入＊＊浓缩器内,蒸汽在夹层加热,使药液不断蒸发,快速达到沸腾状态,减小蒸汽压力,使药液始终保持沸腾状态,使乙醇蒸发,经过冷凝器冷却,可进行乙醇回收和浓缩。

2. 设备参数

序号	名称	数值	单位
1	设备容积		L
2	蒸汽压力		MPa
3	罐内真空度		MPa
4	冷热面积		m^2
5	冷凝面积		m^2
6	冷却面积		m^2
7	搅拌转速		r/min
8	电机功率		kW

续表

3.使用与操作

序号	步骤	操作方法及说明	课堂笔记
1	开机准备	(1)开启冷凝器及循环冷却水，使水压稳定在 0.1～0.2 MPa (2)先打开排气阀，开启真空泵，真空度控制在－0.03～－0.02 MPa，打开真空阀，关闭集液罐上放空阀，打开DN-700多功能刮板浓缩器进料阀进料，打开贮液罐出液口阀门，真空吸取药液至真空浓缩器内，待蒸发器下视镜中2/3处见到药液时，即关闭物料泵进料阀，关闭排气阀	
2	开机、运行	(1)打开蒸汽阀门，打开蒸汽冷凝水排放阀，排尽罐体夹层内冷凝水及冷空气后关闭蒸汽冷凝水排放阀，蒸汽压力不得超过 0.09 MPa，打开刮板，开始加热 (2)随时检查蒸汽压力，使温度控制在 78～88 ℃，真空度控制在－0.02～＋0.03 MPa 之间 (3)注意观察冷凝器下方的集液罐，满后应及时放出罐中的乙醇，打开输送泵开关将回收后的乙醇输送到贮罐中，做好标识 (4)温度达到 88～90 ℃时停止乙醇回收，真空度控制在－0.02～0.05 MPa之间，温度控制在 65～85 ℃，开始浓缩，直至达到工艺要求	
3	停机	(1)浓缩结束，关闭刮板，关闭真空阀，关闭真空泵，开启集液罐上放空阀，关闭蒸汽进气阀门，停止供给蒸汽 (2)关闭循环冷却水 (3)打开排气阀，打开排液阀，放出浓缩的浸膏 (4)打开排水阀，将冷凝水排掉 (5)清洗 DN-700 多功能刮板浓缩器	
4	填写设备使用日志		

4.注意事项

(1)设备开始运行后，操作工不得擅自离岗。

(2)未经操作前准备和运行前各项检查不得盲目开机运行。

(3)操作中如有异常情况，应立即停机，通知维修人员解决。

(4)非本岗位人员不得随意进入操作间。

工作任务F-3:乙醇回收记录

职业能力:能正确填写乙醇回收记录。

记录编号:

日期 年	产品名称	批号	生产工序	回收后浓度	回收后体积	操作人	复核人	备注
月 日								
月 日								
月 日								
月 日								
月 日								
月 日								
月 日								
月 日								
月 日								
月 日								
月 日								
月 日								

工作任务 F-4:浓缩器清洁规程

职业能力:能根据浓缩器清洁规程,对＊＊浓缩器进行规范化、标准化的清洁。

＊＊制药厂标准清洁规程			文件编号:
＊＊浓缩器清洁规程			
起草人:	审核人:	审核人:	批准人:
起草日期: 年 月 日	审核日期: 年 月 日	审核日期: 年 月 日	批准日期: 年 月 日
颁发部门:		生效日期: 年 月 日	
分发部门:			

目的

明确＊＊浓缩器清洁内容及要求,使其操作规范化、标准化。

范围

本规程适用于浓缩器的清洁。

责任人

＊＊浓缩器操作工、班组长、质监员。

内容

项　目	操作内容	课堂笔记
1.清洁前准备	(1)清洁范围及对象:设备表面、设备内、管道 (2)清洁地点:现场 (3)清洁工具及设施:清洁桶、洁净布 (4)清洁剂名称:洗涤剂、1% NaOH 溶液、饮用水	
2.清洁(生产结束后 24 h 内)	(1)清洁前先将本批生产时使用的“设备状态标识(运行中)”摘下并贴在“设备使用日志”上 (2)向罐内放入饮用水,在常压条件下煮洗,煮洗完毕后,用饮用水冲洗干净 (3)对于难清洗的,用 1% NaOH 溶液在常压条件下煮洗,先向浓缩器中加入 450 kg 饮用水,再将配制好的 NaOH 溶液倒入罐中,煮洗 30 min,放掉污水,再用饮用水煮洗 1 遍,放掉污水,然后用饮用水冲洗干净 (4)浓缩器外壁用洗涤剂擦拭,再用饮用水擦洗,最后用洁净布擦干净	

续表

续表

项　　目	操 作 内 容	课堂笔记
3. 清洁实施的条件及频次	(1)设备内、管道在更换批次和更换品种时均需清洁一次 (2)设备表面在更换品种时清洁一次	
4. 干燥存放	(1)自然干燥 (2)已清洁的设备用于下一次生产前的最长存放时间为 7 天 (3)清场结束后,将房间关闭,下一次使用前禁止人员入内	
5. 清洁效果的评价	清洁完毕后,由质监员目视设备清洁效果,要求达到设备见本色,无干燥后残留,用脱脂棉擦拭设备,无不洁痕迹	
6. 使用前检查设备清洁状况	(1)确认设备所处的房间处于关闭状态 (2)确认房间有“清场合格证”,并在有效期内 (3)确认设备有“已清洁”状态标识,并在有效期内 (4)如不在有效期内,必须重新清洁	

工作任务 F-5:浓缩器清洁记录

职业能力:能正确填写“* *浓缩器清洁记录”。

设备编号:	清洁依据:* *浓缩器清洁规程		清洁日期:_____年____月____日	
生产产品名称:			生产批号:	
操作步骤	操 作 内 容	记录	操作人	复核人
清洁	(1)向罐内放入饮用水,在常压条件下煮洗,煮洗完毕后,用饮用水冲洗干净。对于难清洗的,用1%NaOH溶液在常压条件下煮洗,先向浓缩器中加入450 kg饮用水,再将配制好的NaOH溶液倒入罐中,煮洗30 min,放掉污水,再用饮用水煮洗1遍,放掉污水,然后用饮用水冲洗干净 (2)浓缩器外壁用洗涤剂擦拭,再用饮用水擦洗,最后用洁净布擦干净 (3)管道:用饮用水反复冲洗管道至饮用水澄清 (4)设备表面:用洁净布将设备表面擦洗干净	□已清洁 □已清洁 □已清洁 □已清洁		
清场检查	清洁符合要求,可以进行下一批次的生产	□合格 □不合格	班组长: 质监员:	

注:已做、确定打“√”;未做、不确定打“×”;空格或无内容填写处画“/”。

工作任务 F-6:浓缩器维护、保养及检修规程

职业能力:了解 * * 浓缩器的标准维护、保养及检修方法和程序。

* * 制药厂维护、保养及检修规程		文件编号:	
* * 浓缩器维护、保养及检修规程			
起草人:	审核人:	审核人:	批准人:
起草日期: 年 月 日	审核日期: 年 月 日	审核日期: 年 月 日	批准日期: 年 月 日
颁发部门:		生效日期: 年 月 日	
分发部门:			

目的

建立 * * 浓缩器的标准维护、保养及检修方法和程序,保证该设备的正常运行和延长其使用寿命。

范围

本规程适用于提取车间 * * 浓缩器。

责任人

* * 浓缩器操作工、设备维修工、电工、设备管理员。

内容

1. 日常保养

项目	周 期	保 养 方 法	责任人	课堂笔记
机器清洗	每天一次	(1)每天生产结束,放出浓料后需立即通水清洗 (2)对锅体内不得用过硬工具洗刷 (3)如锅内壁沾壁过多,用 1% NaOH 溶液煮 30 min 后放掉,再用清水煮 30 min,然后用饮用水将锅内壁及刮板冲洗干净 (4)开启物料泵将泵及管道冲刷干净 (5)最后将 DN-700 多功能刮板浓缩器外壁擦洗干净后将门关好	操作工	
循环水过滤器清洗	每周一次或压力低于设定值时	(1)卸下过滤器底盖,拿下过滤罩 (2)旋下过滤芯,将其拿到清洗间,先用饮用水冲洗过滤器内腔,再冲洗外壁,将浮尘冲掉,用刷子刷洗过滤器外壁,将附着物刷除 (3)按相反程序装回过滤芯及过滤罩	操作工	

续表

续表

项目	周　期	保养方法	责任人	课堂笔记
循环冷却水水箱清洗	每三个月一次	将水箱的水全部放掉，用刷子刷洗水箱底部和内壁，将附着物刷除，最后用饮用水将内壁冲洗干净	操作工	

2. 设备润滑

注油点	周　期	润滑油名称	每次注油量	注油方法	责任人
注油嘴	每月一次	机油	每处 2～5 g	油枪注入	设备维修工

3. 检修

类型	周期	项　目	方　法	责任人	课堂笔记
小修	每 240 h 一次	1. 清理物料泵油污	将物料泵注油点上的螺丝卸下，将废油污全部清除，重新加注润滑油，最后将机体底座上的油污、灰尘等杂物清除干净	设备维修工	
		2. 检查视孔、人孔、灯孔密封性	视孔、人孔、灯孔各连接处的密封性是否良好，如有泄漏，应更换密封垫	设备维修工	
		3. 检查并更换轴承和机械密封垫等	根据日常运行情况及轴承磨损情况，更换磨损或损坏的轴承和机械密封垫	设备维修工	
		4. 检查各电器控制按钮有无松脱	切断电源，拧紧松脱控制按钮的锁紧螺母或螺钉	设备维修工	
		5. 检查水管、气管和阀门的密封性	发现泄漏时进行更换	设备维修工	
中修	每 1440 h 一次	1. 包括小修的内容	按照小修方法进行操作	设备维修工	
		2. 检查并校正仪表	执行仪表校正规程	设备管理员	
		3. 电控柜维护检修	断开电源开关，用吹风机和吸尘器清除控制柜内的灰尘，逐个检查接线端子连接导线有无松脱并拧紧	电工	
		4. 检查并更换真空泵机械密封垫	如真空泵泵体有滴漏现象，应检查并及时更换机械密封垫	设备维修工	
大修	每 2880 h 一次	1. 包括中、小修的内容	按照中、小修方法进行操作	设备维修工	
		2. 物料泵及轴承检修	检查所有的物料泵轮、轴、机械密封垫是否磨损，如有磨损，进行修补或更换	设备维修工	
		3. 检查所有蒸汽阀门及疏水阀	检查所有蒸汽阀门及疏水阀，如有滴漏或堵塞，应及时修复或更换	设备维修工	
		4. 电气系统检修	更换所有老化的电线和元器件	电工	

工作任务 F-7:浓缩器维护、保养记录

职业能力:能正确填写“* *浓缩器维护、保养记录”。

<table>
<tr><td colspan="6">* *制药厂</td></tr>
<tr><td rowspan="2">文件名称</td><td colspan="2" rowspan="2">* *浓缩器维护、保养记录</td><td>文件编号</td><td colspan="2"></td></tr>
<tr><td>页数</td><td></td><td>实施日期</td></tr>
<tr><td>制定人</td><td></td><td>审核人</td><td></td><td>批准人</td><td></td></tr>
<tr><td>制定日期</td><td></td><td>审核日期</td><td></td><td>批准日期</td><td></td></tr>
<tr><td>制定部门</td><td colspan="3"></td><td>分发部门</td><td></td></tr>
<tr><td>项　目</td><td>是否完好</td><td colspan="3">维护、保养内容</td><td>日期</td></tr>
<tr><td>机器清洗</td><td></td><td colspan="3"></td><td></td></tr>
<tr><td>循环水过滤器</td><td></td><td colspan="3"></td><td></td></tr>
<tr><td>循环冷却水水箱</td><td></td><td colspan="3"></td><td></td></tr>
<tr><td>设备润滑</td><td></td><td colspan="3"></td><td></td></tr>
<tr><td>物料泵</td><td></td><td colspan="3"></td><td></td></tr>
<tr><td>视孔、人孔、灯孔</td><td></td><td colspan="3"></td><td></td></tr>
<tr><td>轴承、机械密封垫</td><td></td><td colspan="3"></td><td></td></tr>
<tr><td>各电器控制按钮</td><td></td><td colspan="3"></td><td></td></tr>
<tr><td>水管、气管和阀门</td><td></td><td colspan="3"></td><td></td></tr>
<tr><td>仪表</td><td></td><td colspan="3"></td><td></td></tr>
<tr><td>电控柜</td><td></td><td colspan="3"></td><td></td></tr>
<tr><td>真空泵</td><td></td><td colspan="3"></td><td></td></tr>
<tr><td>蒸汽阀门</td><td></td><td colspan="3"></td><td></td></tr>
<tr><td>疏水阀</td><td></td><td colspan="3"></td><td></td></tr>
<tr><td>电气系统</td><td></td><td colspan="3"></td><td></td></tr>
<tr><td colspan="6">备注:</td></tr>
<tr><td>维护保养人</td><td colspan="2"></td><td>验收人</td><td colspan="2"></td></tr>
</table>

下篇

中药化学成分类型及实例

第一章

苷类化合物

学习目标

- ◆ 掌握苷的定义、水解方法、提取的一般方法和苷中糖的鉴定方法。
- ◆ 熟悉苷的结构类型及典型化合物。
- ◆ 了解苷的分类方法。

苷类(glycosides)又称配糖体,广泛存在于自然界中,是由糖或糖的衍生物与另一非糖物质通过糖的端基碳原子连接而成的一类化合物,水解后生成糖和非糖两个部分。其中非糖部分称苷元。苷元与糖之间的连接键称为苷键。苷类可看作糖的衍生物,常有显著的生理活性。

一、结构类型

苷的类型很多,一般可从多个不同的角度作不同方式的分类,如根据苷键原子不同,可分为氧苷、硫苷、氮苷和碳苷,其中氧苷最多见。

(一)氧苷

中药中绝大部分苷是氧苷。而氧苷中常见的是醇苷、酚苷和酯苷,其中又以酚苷居多。氧苷的结构类型见表1-1。

表1-1 氧苷的结构类型

结构类型	结构特点	实例
醇苷	由糖的端基羟基与苷元上的醇羟基脱水缩合而成	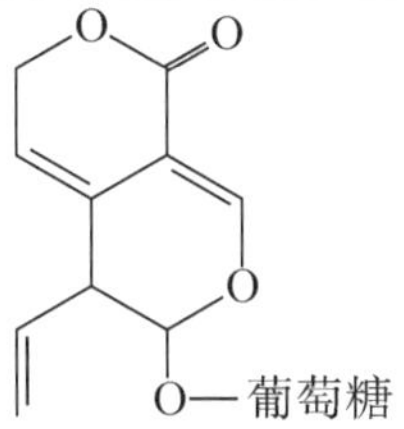 龙胆苦苷 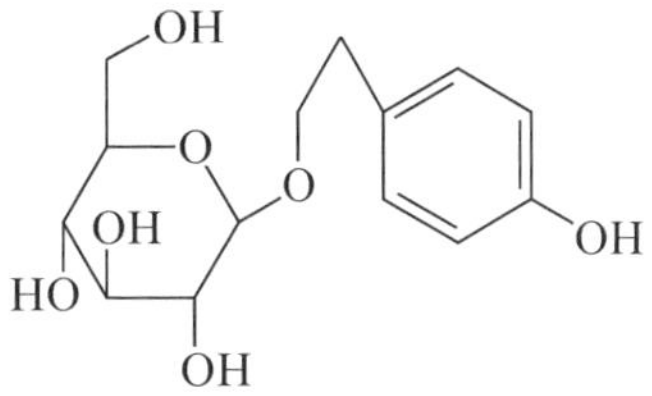 红景天苷
酚苷	由糖的端基羟基与苷元上的酚羟基脱水缩合而成	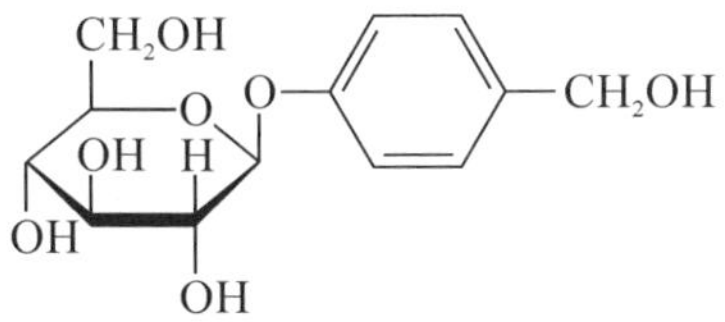 天麻苷 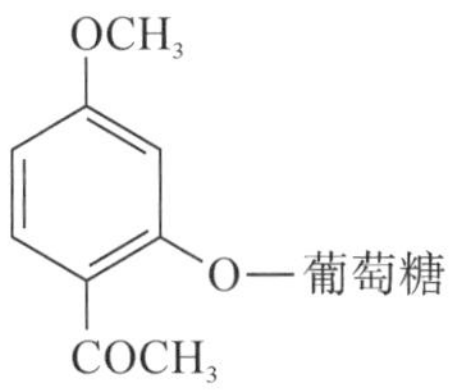 丹皮苷

续表

结构类型	结构特点	实例
酯苷	由糖的端基羟基与苷元上的羧基脱水缩合而成，其苷键既有缩醛的性质又有酯的性质，故在稀酸和稀碱中均可水解	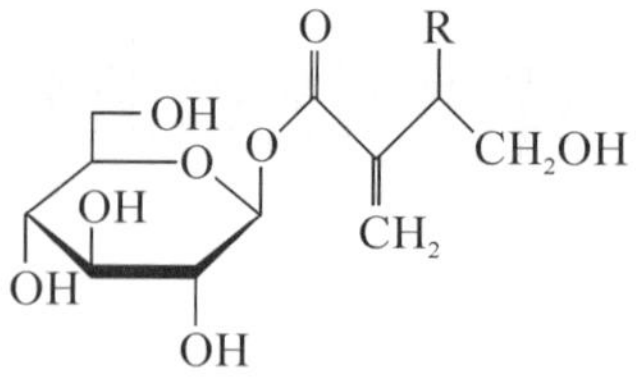 山慈菇苷A R=H 山慈菇苷B R=OH
氰苷	由糖的端基羟基与 α-羟基腈中的羟基脱水而成，性质不稳定，易为稀酸和酶所水解，其苷元 α-羟基腈性质也不稳定，易分解为醛或酮，并释放出易引起中毒的氢氰酸	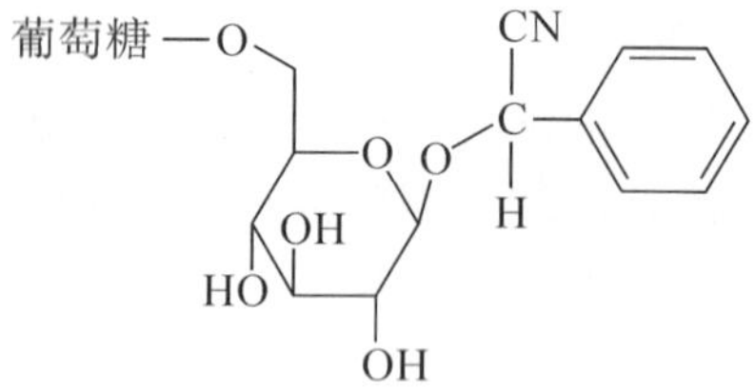 苦杏仁苷

(二)硫苷

硫苷为苷元上的巯基(—SH)与糖的端基羟基脱水而成的苷，但其水解后的苷元不含巯基。如十字花科植物中的芥子苷、萝卜中的萝卜苷等。芥子苷经与之共存的芥子酶水解生成芥子油，芥子油内含异硫氰酸酯类、葡萄糖和硫酸盐，具有止痛和消炎作用。

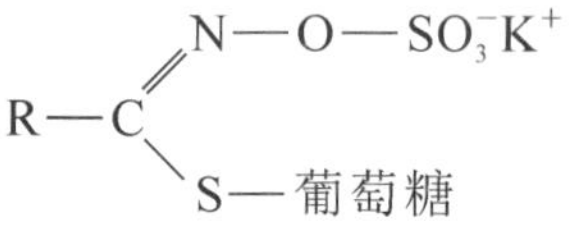

芥子苷通式

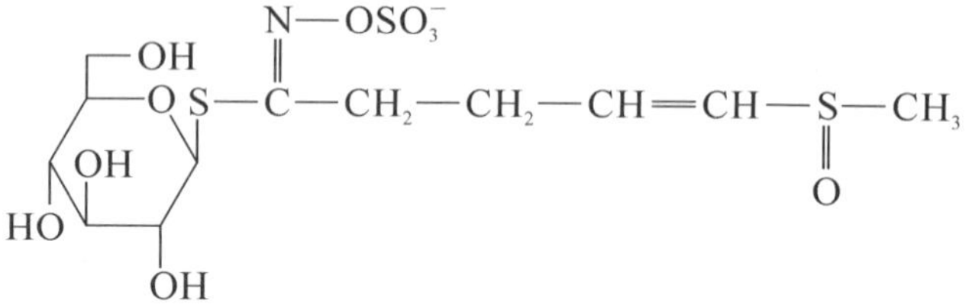

萝卜苷

(三)氮苷

氮苷是苷元上的氨基与糖的端基碳直接相连的苷，如巴豆中具有抗菌作用的巴豆苷。

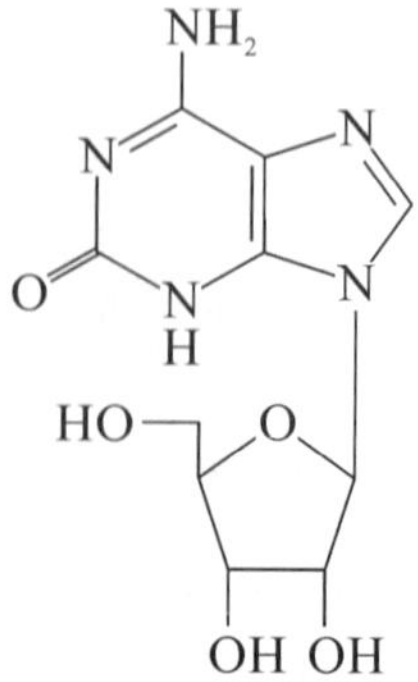

巴豆苷

(四)碳苷

碳苷是由糖的端基碳直接与苷元上的碳原子相连而成的苷。碳苷常与氧苷共存,碳苷的苷元多为黄酮、蒽酮、蒽醌、没食子酸等,苷元为黄酮的碳苷最多。如芦荟中的致泻成分芦荟苷是碳苷。

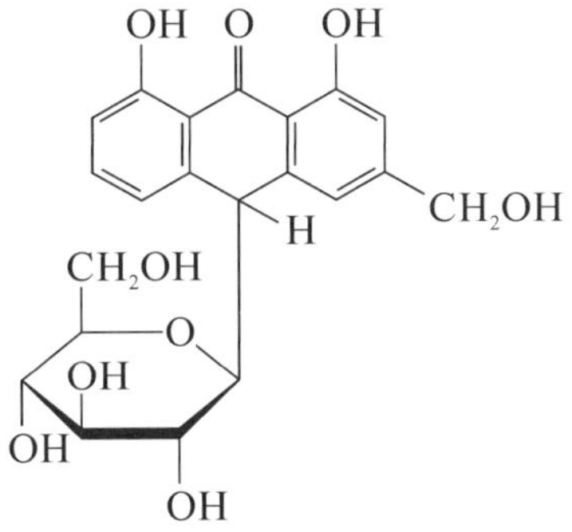

芦荟苷

另外也可根据苷元的结构类型将苷分为黄酮苷、蒽醌苷、香豆素苷、氰苷、吲哚苷等;依据苷在植物体内的存在状态不同,可将苷分为原生苷和次生苷;依据苷元上连接的单糖基个数将苷分为单糖苷、二糖苷等;根据苷元上连接糖链的数目不同,可将苷分为单糖链苷、二糖链苷等;根据苷的生物活性可将苷分为强心苷、皂苷等。

二、理化性质

(一)性状

苷类多为固体,糖基少的可形成晶体,而糖基多的如皂苷多为具有吸湿性的无定形粉末。苷类一般无色,但少数苷类因苷元结构中含有共轭体系和助色团而呈现一定颜色,如黄酮苷、蒽醌苷均呈深浅不同的黄色、橙色。苷类多无味,但也有因苷元和糖的影响而具苦味或甜味的,如龙胆苦苷、甜菊苷。

(二)旋光性

苷类常呈左旋,当苷类水解后,由于生成的单糖是右旋的,因而混合物呈右旋。因此,比较水解前后的旋光性的变化,可以检识苷类的存在与否。但须注意,二糖以上的低聚糖或多糖分子中也有类似的苷键,因此,只有在水解产物中找到苷元,才能确认有苷类的存在。

(三)溶解性

苷类的亲水性通常和所连接的糖基的数目、糖基的位置以及苷元的性质有关。一般来说,苷类可溶于甲醇、乙醇等极性较大的有机溶剂和水,不溶于乙醚、苯、石油醚等极性小的有机溶剂。而苷元具有亲脂性,可溶于有机溶剂,不溶于水。碳苷无论在水溶性溶剂还是其他溶剂中,其溶解性都较小。

(四)苷键的裂解

苷键的裂解反应是研究多糖和苷类化合物的一类重要反应,可用来了解苷元的结构及糖的种类,确定苷元与糖及糖与糖之间的连接方式。

常用的切断苷键的方法有酸水解、碱水解、酶水解、氧化开裂法等。

1. 酸水解 苷键属于缩醛结构,易被酸水解。反应一般在水或稀醇溶液中进行,常用的酸为盐酸、硫酸等。酸水解的难易与苷键原子上的电子云密度及其所处空间环境有密切关系。水解反应是苷键原子先质子化,然后生成碳正离子或半椅式中间体,在水中溶剂化而成糖。以氧苷为例:

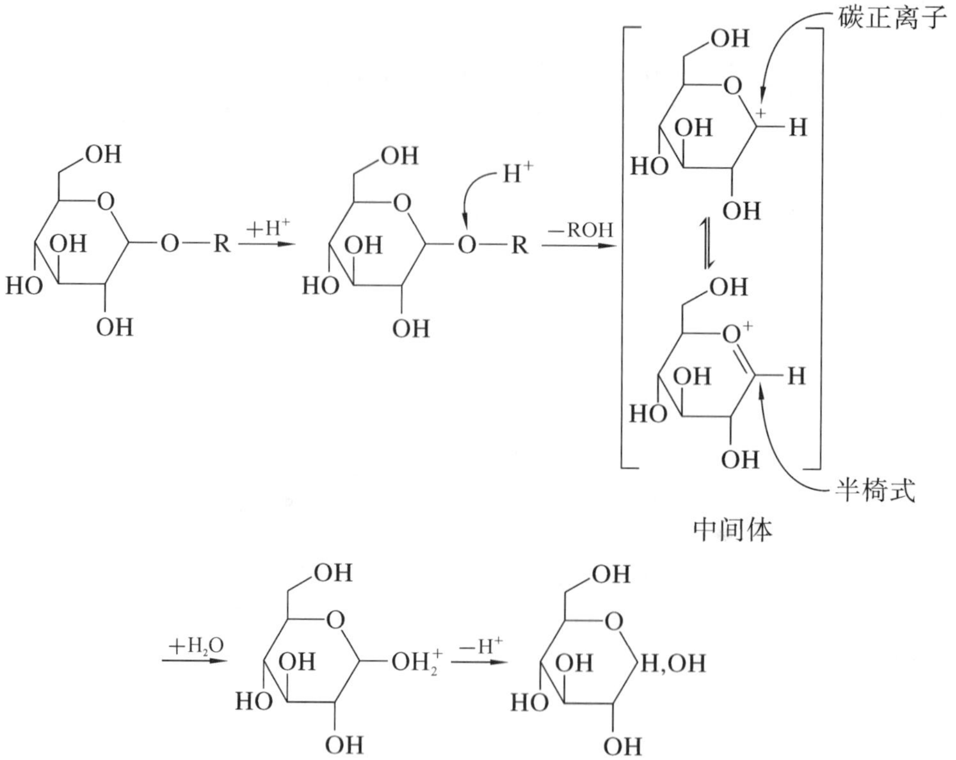

苷键原子上的电子云密度越高或其附近的空间位阻越小，则苷键原子越易质子化，也就越易水解。故水解难易有如下规律：

(1)苷键原子不同，水解由易至难依次为氮苷、氧苷、硫苷、碳苷。

(2)糖的环状结构大小不同，水解难易不同。呋喃糖苷较吡喃糖苷易水解，由于酮糖多为呋喃环结构，醛糖多为吡喃环结构，故酮糖苷较醛糖苷易水解。

(3)糖的 C_2 位取代基的性质不同，水解难易不同。水解由易至难依次为 2-去氧糖苷、2-羟基糖苷、2-氨基糖苷。

(4)吡喃糖苷中，C_5 位上的取代基越大，越难水解。故水解由易至难依次为五碳糖苷、甲基五碳糖苷、六碳糖苷、七碳糖苷，若 C_5 位接—COOH，则最难水解。

(5)苷元结构不同，水解难易不同。芳香族苷较脂肪族苷易水解。

某些难水解的苷常需在较剧烈的水解条件下进行，如增加酸的浓度、延长水解时间、提高水解温度等，但这样又易使苷元发生结构变化生成脱水苷元。为避免此现象，可采用两相酸水解法，即在水解液中加入与水不相混溶的有机溶剂，使水解生成的苷元迅速转溶于有机溶剂层，从而避免与酸水的长时间接触而被破坏。

2. 碱水解　一般苷键具有缩醛结构，不易发生碱水解，但酚苷、酯苷以及苷元是有羰基共轭的烯醇类或成苷羟基的 β 位有吸电子基取代的苷类，遇碱就能被水解，如 4-羟基香豆素苷。

3. 酶水解　酶催化水解反应条件温和(30～40 ℃)，可保持苷元结构不变。用酶水解可获知苷键的构型，还能仅水解一部分苷键而得到次生苷或低聚糖，以此获知苷元与糖、糖与糖之间的连接方式。

酶水解具有专属性高的特点，通常某种酶只能水解某一种或某一类苷键。如转化糖酶可水解 β-果糖苷键，麦芽糖酶可水解 α-葡萄糖苷键。

苷在植物体内常与其水解酶共存，若想获得原生苷，在药材采收、加工、储藏和提取的过程中，需特别注意植物体内的酶对所含苷类成分的影响。

4. 氧化开裂法 Smith降解法是常用的氧化开裂法。酸水解时苷元结构易被破坏的苷或难水解的碳苷可采用此方法，以避免苷元结构遭破坏，此法对苷元的结构研究有重要意义。

（五）糖的化学反应

α-萘酚-浓硫酸反应又称为Molisch反应。取供试品溶液，加3%α-萘酚乙醇溶液摇匀，沿试管壁缓缓滴加浓硫酸，若在两液层间有紫色环产生，说明样品中含有糖或苷类化合物。

三、提取与分离

（一）提取

苷的提取多采用溶剂法，由于药材中原生苷、次生苷、苷元的性质不同，提取方法也有不同。

苷类在植物体内常与能够水解它的相应酶共存，因而很容易被酶所水解。若欲提取的有效成分为存在于植物体内的原生苷，则需抑制或破坏相应酶的活性，即"杀酶保苷"。常用的方法有用甲醇、60%以上乙醇溶液或沸水提取，或在药材中加入一定量的碳酸钙拌匀后再用沸水提取等。现代微波技术也可使苷的水解酶失活而直接提取原生苷。若欲提取的是次生苷或苷元，则要利用相应酶的活性进行酶水解，工业上一般采用发酵法来进行酶水解。

选择溶剂提取时须考虑苷类的溶解性。苷类因含糖基而多有一定的亲水性，但受苷元的结构和所连糖基种类和数目的影响，其溶解性有较大差别，有的水溶性大，有的水溶性小，有的甚至具有亲脂性，故很难有统一的提取方法。若用不同极性的溶剂按极性由小到大的顺序进行提取，则每一部分都可能含有苷。一般常用的方法是将药材的乙醇提取物依次用石油醚脱脂、用乙醚或三氯甲烷提取出苷元、用乙酸乙酯提取出单糖苷或少糖苷，再用丁醇提取出多糖苷。

（二）分离

苷类由于极性较大，往往不同程度地混有其他杂质，需进一步分离纯化。纯化的方法有溶剂法、铅盐沉淀法、大孔吸附树脂法等，其中大孔吸附树脂法在皂苷的分离纯化中应用很广，是除去苷类成分提取液中的糖和其他水溶性杂质的有效方法。

四、鉴定

（一）化学鉴定

苷类的鉴定包括苷元的鉴定和糖的鉴定。苷类分子中糖的鉴定可采用α-萘酚-浓硫酸反应。而苷元的鉴定，因其结构类型较多，需按苷元的性质进行鉴定，其方法参见后续章节中各类化合物的鉴定。

（二）色谱鉴定

1. 纸色谱 糖类极性大，适合进行纸色谱鉴定。纸色谱的原理是分配色谱，即利用混合物中各成分在固定相和移动相之间分配系数（K）的差异使成分得以分离。对纸色谱而言，滤纸纤维中所含的水分为固定相，滤纸纤维仅作为支持物，移动相即为展开剂，一般常用水饱和的有机溶剂展开，如正丁醇-乙酸-水（4∶1∶5上层，BAW）、水饱和的苯酚。比移值（R_f）的大小与糖结构中碳原子数、羟基数目有关。

2. 薄层色谱 常用硅胶作固定相，极性较大的溶剂系统作展开剂，如正丁醇-乙酸-水（4∶5∶1上层），三氯乙烷-甲醇-水（65∶35∶10下层）。若用0.03 mol/L硼酸溶液或一些无机盐的水溶液（如0.02 mol/L硼酸盐缓冲液、0.1 mol/L亚硫酸氢钠溶液等）代替水调制硅胶铺薄层板，则可提高样品承载量，防止拖尾，使斑点集中，改善分离效果。薄层色谱的显色剂除硝酸银外,还可用硫酸的水或乙醇溶液、茴香醛-浓硫酸等试剂。

目标检测

参考答案

一、单项选择题

1. 多糖由(　　)单糖聚合而成。
A. 2～9 个　B. 10 个　C. 10 个以上　D. 10 个及以上
2. 下列化合物中,属于氰苷的化合物是(　　)。
A. 巴豆苷　B. 苦杏仁苷　C. 山慈菇苷　D. 芥子苷
3. 芦荟苷属于(　　)。
A. 醇苷　B. 酚苷　C. 碳苷　D. 氧苷
4. 下列化合物中,属于氧苷的是(　　)。
A. 萝卜苷　B. 巴豆苷　C. 天麻苷　D. 芥子苷
5. 在水和其他溶剂中溶解度都很小的苷是(　　)。
A. 氧苷　B. 硫苷　C. 氮苷　D. 碳苷
6. 下列苷类水解的难易程度的顺序,正确的是(　　)。
A. 氧苷＜硫苷＜氮苷＜碳苷　B. 硫苷＜氧苷＜氮苷＜碳苷
C. 碳苷＜硫苷＜氧苷＜氮苷　D. 氧苷＜硫苷＜碳苷＜氮苷
7. 欲提取原生苷,主要应该注意(　　)。
A. 温度　B. 湿度　C. 提取时间　D. 粉碎度
8. Molisch 反应用的试剂是(　　)。
A. α-萘酚-浓硫酸　B. 氢氧化钠　C. 过碘酸钠　D. 四氢硼钠

二、多项选择题

1. Molisch 反应呈阳性的化学成分是(　　)。
A. 苦杏仁苷　B. 芸香糖　C. 葡萄糖
D. 鼠李糖　E. 强心苷苷元
2. 自中药中提取原生苷,常采用的方法是(　　)。
A. 在中药中加入碳酸钙拌匀后用沸水提取　B. 在中药中加入酸水
C. 沸水提取　D. 乙醚提取　E. 冷水浸渍 24 h
3. 苦杏仁苷是(　　)。
A. 原生苷　B. 氧苷　C. 酯苷
D. 单糖苷　E. 双糖苷
4. 酶水解的特点是(　　)。
A. 专属性　B. 选择性　C. 剧烈而彻底
D. 温和性　E. 可以得到次生苷
5. 自中药中提取苷类成分,常选用的溶剂是(　　)。
A. 水　B. 乙醇　C. 乙酸乙酯
D. 乙醚　E. 石油醚

第二章

香豆素与木脂素类化合物

学习目标

- 掌握香豆素和木脂素类化合物的理化性质、提取与分离方法、鉴定方法。
- 熟悉香豆素及木脂素类化合物的结构类型。
- 了解香豆素、木脂素类化合物的分布和生物活性。

第一节　香　豆　素

香豆素(coumarin)是一类具有苯并 α-吡喃酮母核的天然产物的总称,在结构上可以看作顺式邻羟基桂皮酸脱水而形成的内酯类化合物,具有 C_6-C_3 基本碳链骨架。

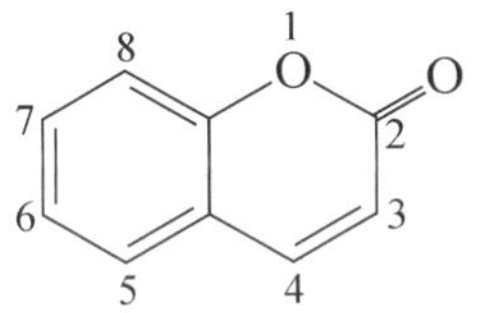

苯并α-吡喃酮母核

香豆素广泛分布于高等植物中,广泛存在于伞形科、芸香科、豆科、菊科、茄科、瑞香科等科的植物中,尤其以芸香科和伞形科为多,常见的含香豆素的中药有白芷、独活、补骨脂等。除了植物,某些微生物代谢产物中也存在香豆素。香豆素类化合物多以游离状态或糖苷的形式存在于植物的花、果实、茎和叶中,通常以幼嫩的枝叶中含量较高。

香豆素具有广泛的生物活性,主要有抗菌消炎、抗病毒、松弛平滑肌、抗凝血等作用。但须注意,有些香豆素对肝有一定的毒性,如黄曲霉素在极低浓度下都可能引起动物肝的损伤并导致癌变,其结构中呋喃环上的双键与不饱和内酯环是其毒性的必要部分,如双键与不饱和内酯环被打开,则毒性大大降低。

一、结构类型

香豆素根据其结构特征可分为四大类,即简单香豆素、呋喃香豆素、吡喃香豆素及其他香豆素(表 2-1)。绝大部分香豆素在 C_7 位有含氧基团存在,仅少数例外。

表 2-1　香豆素的结构类型

结构类型	结构特点	实　例
简单香豆素	仅在苯环上有取代基,且 C_7 位羟基没有与 C_7 位或者 C_8 位取代基形成呋喃环或吡喃环	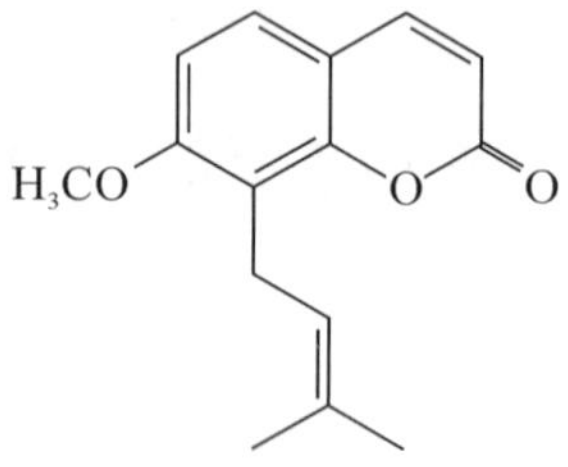 蛇床子素
呋喃香豆素	母核的 C_7 位羟基与 C_6 位或者 C_8 位上取代的异戊烯基缩合形成呋喃环,可分为线形和角形呋喃香豆素两种	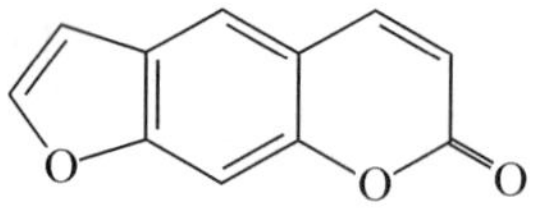 补骨脂素 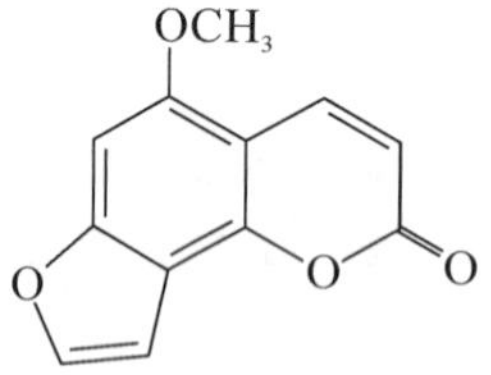 异佛手柑内酯
吡喃香豆素	母核的 C_7 位羟基与 C_6 位或者 C_8 位上取代的异戊烯基缩合形成吡喃环,可分为线形和角形吡喃香豆素两种	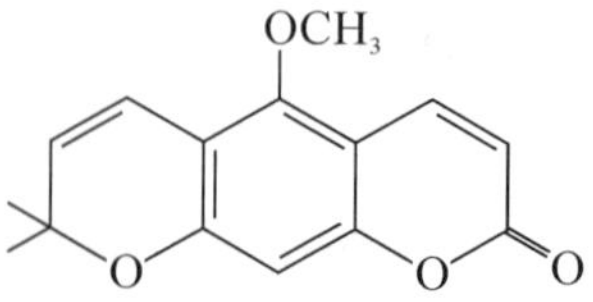 美花椒内酯 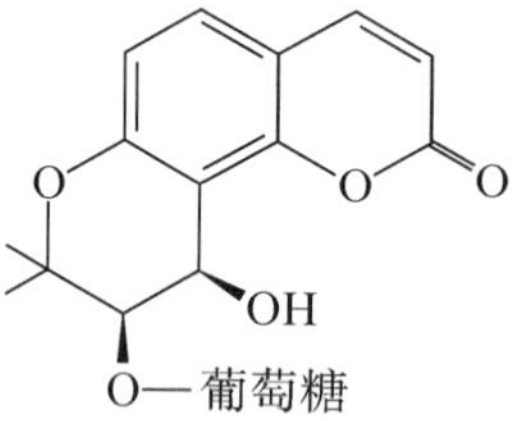 白花前胡苷
其他香豆素	异香豆素:香豆素的同分异构体,C_1 位是羰基,C_2 位是氧原子	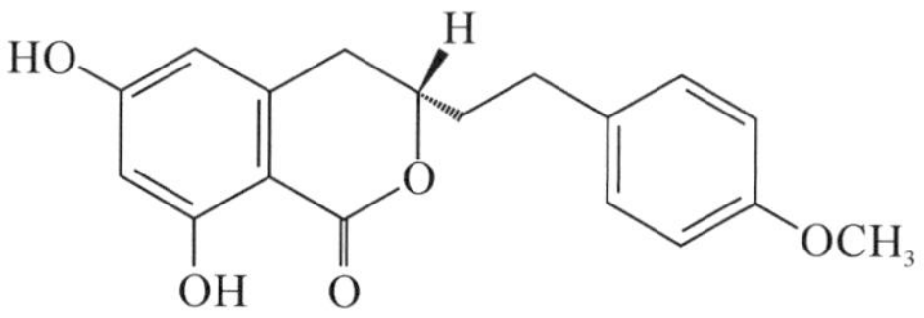 仙鹤草内酯
	α-吡喃酮环上具有取代基	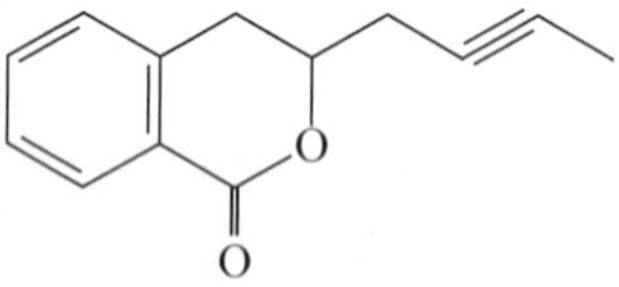 茵陈炔内酯
	双香豆素:2 分子香豆素缩合而成	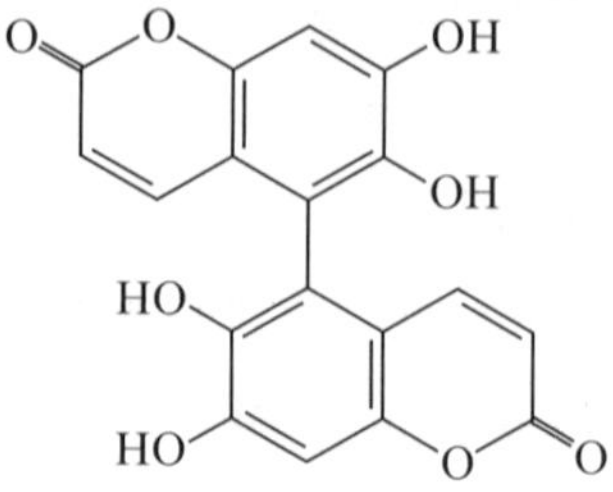 双七叶内酯

二、理化性质

(一)性状

多数游离香豆素有较好的结晶，且大多有芳香气味。分子量小的游离香豆素有挥发性，能随水蒸气蒸馏，并能升华。香豆素苷一般呈粉末或晶体状，多数无香味和挥发性，也不能升华。

(二)溶解性

游离香豆素可溶于三氯甲烷、乙醚、乙酸乙酯、丙酮、乙醇、甲醇等有机溶剂，也能溶于沸水，但不溶于冷水；香豆素苷能溶于水、甲醇和乙醇，但难溶于乙醚等极性小的有机溶剂。

(三)与碱的作用

香豆素及其苷因分子中具有内酯环，在稀碱条件下加热可水解开环，生成易溶于水的顺式邻羟基桂皮酸盐。此反应具有可逆性，酸化后又闭环恢复为亲脂性内酯结构。但如果在碱液中长时间加热，则可转变为稳定的反式邻羟基桂皮酸盐，酸化后也不再闭环成内酯。因此用碱液提取香豆素时，必须注意碱液的浓度，并应避免长时间加热，以防破坏内酯环。

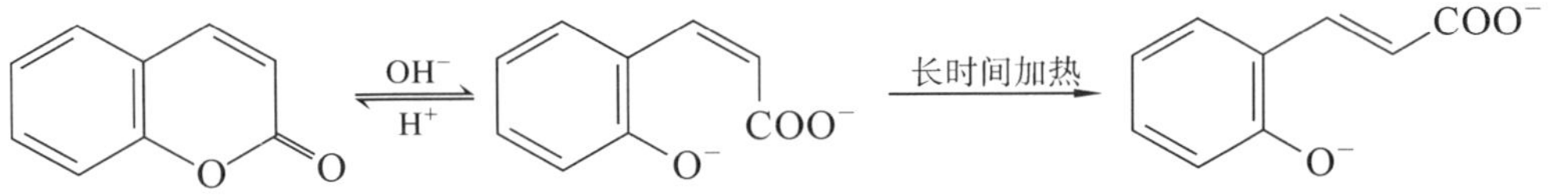

顺式邻羟基桂皮酸盐　　　　反式邻羟基桂皮酸盐

(四)荧光性

香豆素在可见光下为无色或浅黄色结晶。香豆素母体本身无荧光，而羟基香豆素类在紫外光下多显蓝色荧光，在碱液中荧光更为显著。香豆素的荧光与分子中取代基的种类和位置有一定关系：一般在 C_7 位引入羟基即有强烈的蓝色荧光，加碱后可变为绿色荧光；但在 C_8 位再引入羟基，则荧光减至极弱，甚至不显荧光。呋喃香豆素多显蓝色或褐色荧光，但较弱。荧光性质常用于色谱法鉴定香豆素。

(五)显色反应

1. 异羟肟酸铁反应　香豆素由于具有内酯环，故在碱性条件下可开环，与盐酸羟胺缩合成异羟肟酸，然后于酸性条件下与 Fe^{3+} 络合成盐而显红色。

2. 三氯化铁反应　具有酚羟基的香豆素可与三氯化铁试剂反应产生绿色至墨绿色沉淀。

3. Gibb's 反应　若香豆素中酚羟基的对位未被取代，或 C_6 位无取代基，则可与 Gibb's 试剂(2,6-二溴苯醌氯亚胺的乙醇溶液＋1％氢氧化钾乙醇溶液)反应，生成蓝色化合物。

4. Emerson 反应　Emerson 试剂是 4-氨基安替比林-铁氰化钾，它可与香豆素中酚羟基对位的活泼氢反应生成红色化合物。

Emerson 反应要求香豆素结构中有游离的酚羟基且对位未被取代或 C_6 位无取代基，这样的香豆素才可与 Emerson 试剂反应生成红色化合物。

三、提取与分离

(一)溶剂提取法

溶剂提取法是提取香豆素类成分的主要方法。游离香豆素大多具有低极性和亲脂性的特征，一般可用极性小的有机溶剂提取，如乙醚、三氯甲烷、丙酮等。当香豆素与糖结合成苷时，极性增大，可选择亲水性溶剂提取，如甲醇、乙醇或水。例如：补骨脂中补骨脂素和异补骨脂素的提取流程如图 2-1 所示，选用 50%乙醇溶液为提取溶剂还可避免大量油脂被提取出来。

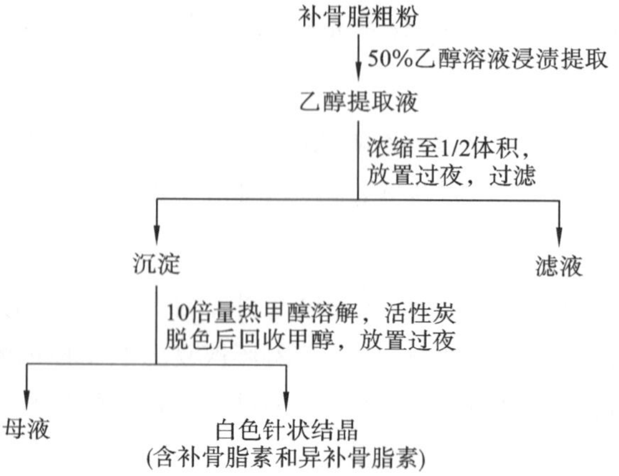

图 2-1　从补骨脂中提取补骨脂素和异补骨脂素的流程

(二)水蒸气蒸馏法

小分子的香豆素因具有挥发性，可采用水蒸气蒸馏法进行提取。

(三)碱溶酸沉法

由于香豆素可溶于热碱液中，加酸又析出，故可用 0.5%氢氧化钠水溶液(或醇溶液)加热提取，提取液冷却后再用乙醚除去杂质，然后加酸调节 pH 至 7.0 左右，适当浓缩，再酸化，则香豆素及其苷可析出。应注意在碱液中加热的时间不可过长，以防香豆素开环后发生异构化。

(四)系统溶剂法

系统溶剂法根据各种化学成分在不同极性溶剂中溶解度的差异，选择几种不同极性的溶剂组成溶剂系统，按低极性到高极性的顺序依次提取各种成分。此法是早年研究天然产物有效成分的一种主要的方法，目前仍是研究不明成分较为常用的方法之一。但此法操作过程烦琐，并且在含量少、结构性质相似成分的分离纯化上受到很大限制，相同成分也有可能分布在不同的抽提部位，不易浓集，故对各类化学成分的分离操作往往都是凭经验摸索进行的。

若药材中同时含有多种香豆素类成分，也可采用系统溶剂法提取。常用石油醚、苯、乙醚、乙酸乙酯、丙酮和甲醇顺次提取。可先用乙醚等极性小的溶剂提取脂溶性成分，再用甲醇(乙醇)或水提取极性大的部分。也可根据存在的香豆素类成分的种类和极性情况，采用石油醚、苯、乙醚、乙酸乙酯、丙酮和甲醇依次提取，各提取液浓缩后有可能获得结晶，或结合其他方法再进行分离。

(五)色谱方法

结构相似的香豆素混合物最后必须经色谱方法才能有效分离，柱色谱的吸附剂主要使用硅胶和 Sephadex LH-20，目前极少使用中性和酸性氧化铝，碱性氧化铝应慎用。常用己烷、乙醚、三氯甲烷、乙酸乙酯、丙酮和甲醇等单一或混合溶剂洗脱。

四、鉴定

(一)纸色谱

由于香豆素分子中多含有酚羟基而显弱酸性,故其在进行纸色谱时,在碱性溶剂系统中的R_f值相对较大,在中性溶剂系统中则易产生拖尾现象。

常用的溶剂系统为含水有机溶剂系统,简单香豆素常用水饱和的正丁醇、异戊醇、三氯甲烷为展开剂;对于具有邻二酚羟基或1,2-二元醇结构(如糖部分的结构)的香豆素,滤纸先用0.5%硼砂溶液预处理,使香豆素络合成硼酸酯,再以水饱和的正丁醇或乙酸乙酯展开;对于亲脂性较强的呋喃香豆素,可用二甲基甲酰胺为固定相、己烷-苯(8∶2)为移动相展开。

(二)薄层色谱

香豆素多具有酚羟基结构,在薄层色谱中多选硅胶作吸附剂,并用一定pH的缓冲溶液处理,这样可以得到较好的分离效果。酸性氧化铝也可用作吸附剂。香豆素及其苷多呈弱酸性或中性,展开剂可采用中等极性的混合溶剂或偏酸性的混合溶剂。

显色方法:首先观察荧光,或用氨熏,喷10%氢氧化钠溶液后再观察;其次可选用三氯化铁试剂、盐酸羟胺-三氯化铁试剂、重氮化试剂、Gibb's试剂、Emerson试剂等化学显色剂显色。

第二节 木 脂 素

木脂素(lignin)是一类由2～4分子苯丙素衍生物聚合而成的天然化合物,多数呈游离状态,少数与糖结合成苷而存在于植物的木质部和树脂中,故而得名。简单木脂素通式如下:

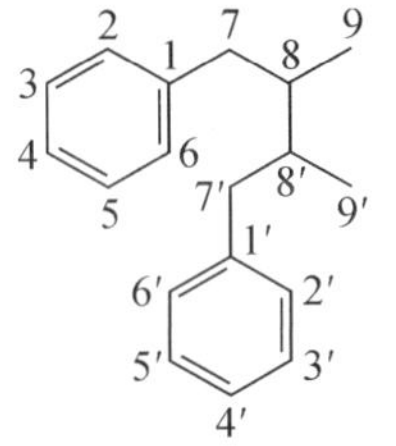

木脂素主要分布于伞形科、小檗科、菊科、木兰科、木犀科、马兜铃科等科的植物中,常见的含木脂素的中药有五味子、厚朴、连翘等。其生理活性广泛而且显著,主要具有抗肿瘤、保肝、抗病毒、抗氧化、拮抗血小板活化因子、平滑肌解痉、调节中枢神经系统、抑制生物体内酶的活力和毒鱼、杀虫等作用。如小檗科鬼臼属及其近缘植物中,普遍存在各种鬼臼毒素类木脂素,这类木脂素有强细胞毒活性,能显著抑制癌细胞的增殖。五味子和华中五味子果实中的各种联苯环辛烯类木脂素,有降低血清谷丙转氨酶水平的作用,五味子酯甲及其类似物已在我国成为治疗肝炎的药物,联苯双酯(bifendate)是我国研究五味子木脂素过程中开发的一种治疗肝炎的药物。爵床科的爵床脂素A、B和山荷叶素均有毒鱼作用,但对昆虫和高等动物毒性较小。透骨草中的乙酰透骨草脂素是杀蝇成分。

一、结构类型

组成木脂素的单体有桂皮酸、桂皮醇、丙烯苯和烯丙苯等。它们可脱氢形成不同的游离基,各游离基相互缩合,即形成各种不同类型的木脂素,结合位置多在β位,也有在其他位置结合的。木脂素一般可分为简单木脂素、环木脂素、联苯木脂素等类型,见表2-2。

表 2-2 木脂素的结构类型

结构类型	结构特点	实例
简单木脂素	2 分子的 C_6-C_3 单元侧链 C_8 (β)位相互连接而成	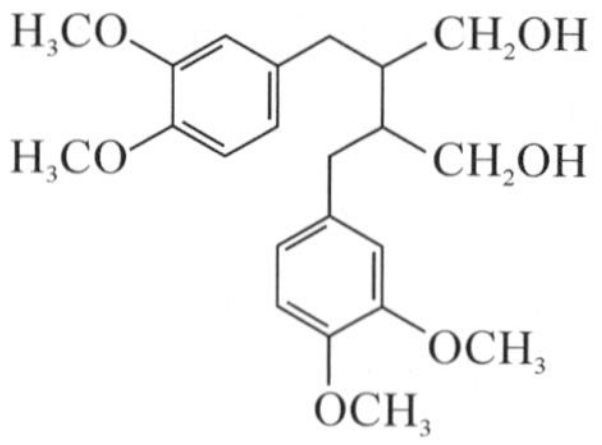 叶下珠脂素
环木脂素	苯代四氢萘、苯代二氢萘、苯代萘	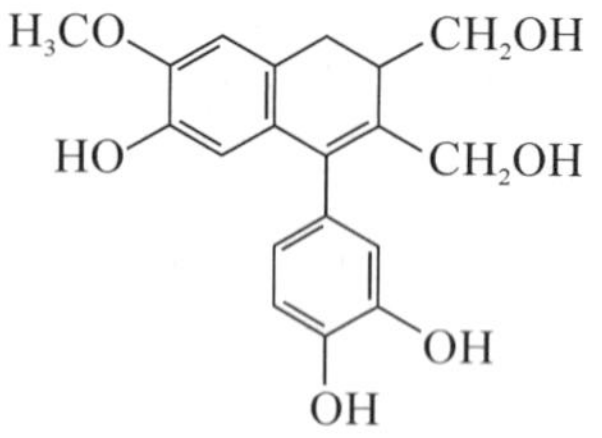 异紫杉脂素
联苯木脂素	两个苯丙素的苯环直接相连而成	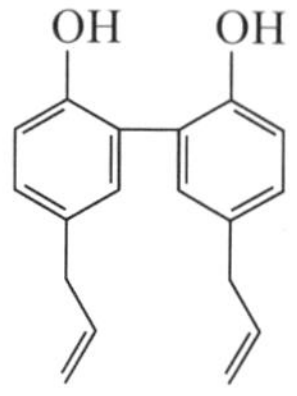 厚朴酚

此外,还有由 3 分子以上的苯丙素相聚而成的聚木脂素,如来源于唇形科植物丹参的根及根茎的丹参酸乙。

二、理化性质

(一)性状

多数木脂素为无色结晶,一般无挥发性,不能随水蒸气蒸馏,只有少数木脂素在常压下能因加热而升华。

(二)溶解度

游离木脂素是亲脂性的,一般难溶于水,易溶于亲脂性有机溶剂和乙醇。具有酚羟基的木脂素还可溶于碱性水溶液中。木脂素与糖结合成苷时亲水性增加,在水中的溶解度也增大。

(三)光学活性

木脂素分子中常具有多个手性碳原子或手性中心结构,所以大部分有光学活性。木脂素的生理活性常与手性碳的构型有关,因此在提取过程中应注意操作条件,以避免提取的成分发生结构改变。

(四)酸碱异构化作用

许多木脂素类成分,由于饱和的环状结构部分可能有立体异构存在,在受到酸或碱作用后,很容易发生异构化而转变成立体异构体。此外双环氧木脂素类常具有对称结构,在酸的作用下,呋喃环上的氧原子与苄基碳原子之间的键易于开裂,在重新闭环时构型即发生了变化。

(五)功能团反应

木脂素分子中常有醇羟基、酚羟基、甲氧基、亚甲二氧基、羧基及酯基等基团,因而也具有这些功能团的性质和反应。三氯化铁或重氮化试剂可用于酚羟基的检查;Labat 反应(没食子酸-浓硫酸试剂参与)或 Ecgrine 反应(变色酸-浓硫酸试剂参与)可用于亚甲二氧基的检查。

三、提取与分离

(一)提取

游离木脂素是亲脂性的,能溶于乙醚等低极性有机溶剂,可用低极性有机溶剂直接提取,或用乙醇(或丙酮)提取,提取液浓缩后,用石油醚或乙醚溶解,经过多次溶出,即可得到纯品。

木脂素苷亲水性强,可以按苷类的提取方法进行提取,由于苷元分子相对较大,故应采用中低极性的溶剂提取。对于具内酯结构的木脂素,也可利用其溶于碱液的性质,将其与其他非皂化的亲脂性成分分离,但要注意木脂素的异构化,尤其是有旋光活性的木脂素。

(二)分离

因被提取的木脂素的性质不同,木脂素的分离可采用溶剂萃取法、分级沉淀法、重结晶等方法,进一步分离还需要依靠色谱分离法,吸附柱色谱及分配柱色谱在木脂素的分离中都有广泛的应用。

四、鉴定

木脂素类成分一般具有较强的亲脂性,在色谱鉴定中多采用吸附色谱法以获得较好的分离效果。常用硅胶薄层色谱,展开剂一般用亲脂性的溶剂,如苯、三氯甲烷、三氯甲烷-甲醇(9∶1)、三氯甲烷-二氯甲烷(1∶1)、三氯甲烷-乙酸乙酯(9∶1)和乙酸乙酯-甲醇(95∶5)等系统。

常用的显色剂有以下几种:

(1)茴香醛浓硫酸试剂:110 ℃加热 5 min。

(2)5%或 10%磷钼酸乙醇溶液:120 ℃加热至斑点明显出现。

(3)10%硫酸:110 ℃加热 5 min。

(4)三氯化锑试剂:100 ℃加热 10 min,在紫外灯下观察。

(5)碘蒸气熏后应呈黄棕色或置紫外灯下观察荧光。

目标检测

参考答案

一、单项选择题

1. 香豆素的母核是(　　)。

A. 苯丙素　　B. 苯并 α-吡喃酮

C. 反式邻羟基桂皮酸　　D. 苯丙酸

2. 香豆素是由(　　)分子内脱水形成的内酯。

A. 苯丙酸　　B. 苯并 α-吡喃酮

C. 反式邻羟基桂皮酸　　D. 顺式邻羟基桂皮酸

3. 游离香豆素由于其结构中存在(　　),可溶于热的氢氧化钠水溶液。

A. 羟基　　B. 内酯环　　C. 亚甲二氧基　　D. 羧基

4. 与异羟肟酸铁反应的基团是(　　)。

A. 亚甲二氧基　　B. 内酯环　　C. 芳环　　D. 酚羟基

5. 下列化合物中荧光最强的是(　　)。

A. 7-羟基香豆素　　B. 香豆素母核

C. 6,7-二甲氧基香豆素　　D. 7,8-二羟基香豆素

6. 下列化合物中,具有天蓝色荧光的是(　　)。

A. 益母草碱　　B. 大黄素　　C. 七叶内酯　　D. 甘草素

7. 下列哪个反应可用于内酯类化合物的鉴别?(　　)

A. Gibb's 反应　　B. 异羟肟酸铁反应

C. 碱液反应　　D. $FeCl_3$ 反应

8. 能与异羟肟酸铁反应而显红色的是(　　)。

A. 香豆素类　　B. 黄酮类　　C. 蒽醌类　　D. 皂苷类

9. $FeCl_3$ 反应可用于鉴定(　　)。

A. 环氧结构　　B. 亚甲二氧基　　C. 内酯环　　D. 酚羟基

10. Labat 反应的试剂是(　　)。

A. 无色亚甲蓝　　B. 没食子酸-浓硫酸

C. 铁氰化钾　　D. 对亚硝基二甲苯胺

11. 可用于判断香豆素的 C_6 位是否有取代基的反应是(　　)。

A. Labat 反应　　B. $FeCl_3$ 反应　　C. Emerson 反应　　D. 异羟肟酸铁反应

12. 采用碱溶酸沉法提取香豆素是因为其结构中具有(　　)。

A. 内酯环　　B. 羰基　　C. 羧基　　D. 亚甲二氧基

13. 组成木脂素单体的基本结构是(　　)。

A. C_6-C_3　　B. C_7-C_4　　C. C_4-C_3　　D. C_6-C_5

二、多项选择题

1. 游离香豆素能溶于(　　)。

A. 水　　B. 乙醇　　C. 三氯甲烷

D. 乙醚　　E. 苯

2. 下列化合物中,具有挥发性的是(　　)。

A. 小分子的苯醌　　B. 小分子游离香豆素

C. 单糖　　D. 小分子的萘醌

E. 香豆素苷

3. 采用色谱方法分离香豆素混合物,常选用的吸附剂有(　　)。

A. 硅胶　　B. 酸性氧化铝　　C. 碱性氧化铝

D. 中性氧化铝　　E. 活性炭

4. 下列可用于鉴定香豆素 C_6 位有无取代基的反应是(　　)。

A. Labat 反应　　B. Emerson 反应　　C. $FeCl_3$ 反应

D. Gibb's 反应　　E. Feigl 反应

5. 下列不符合香豆素性质的是（　　）。

A. 游离香豆素多为无定形粉末
B. 小分子香豆素具有香味
C. 小分子香豆素具有挥发性
D. 小分子香豆素具有升华性
E. 香豆素多显黄色荧光

第三章

蒽醌类化合物

学习目标

- ◆ 掌握蒽醌类化合物的基本母核、理化性质及提取、分离和鉴定方法。
- ◆ 熟悉蒽醌类化合物的结构类型。
- ◆ 了解蒽醌类化合物的分布和生物活性。

醌类化合物是指分子中具有醌式结构的一类天然有机化合物，包括苯醌、萘醌、菲醌和蒽醌。其中，蒽醌(anthraquinone)及其衍生物、不同还原程度的产物，如蒽酚、蒽酮、氧化蒽酚、二蒽酮等，是一类重要的活性成分，也是一类重要的天然色素，这类化合物称为蒽醌类化合物。蒽醌类化合物广泛分布于植物界，主要存在于高等植物中，如蓼科、鼠李科、茜草科、豆科、玄参科、百合科、紫葳科、马鞭草科等科的植物中，在动物及细菌中偶有发现。在植物中，蒽醌类化合物主要分布于根、皮、叶及心材中，多和糖结合成苷或以游离状态存在。常见的含蒽醌类化合物的中药有大黄、何首乌、虎杖、决明子、芦荟、番泻叶、茜草等。

蒽醌类化合物具有抗菌、泻下、止血、利尿等多种生物活性，如番泻叶中的番泻苷类化合物具有致泻作用。实验研究表明，蒽醌苷的泻下作用大于苷元，而苷元的抗菌作用大于蒽醌苷。此外，蒽醌类化合物还具有一定的抗癌、驱虫、解痉、利尿、利胆、镇咳、平喘等作用。

一、结构类型

蒽醌类化合物是醌类化合物中最重要的一类，在植物中存在的蒽醌类化合物多为蒽醌的羟基、羧甲基、甲氧基和羧基衍生物，以游离状态或结合成苷的形式存在。按母核的结构不同，蒽醌类化合物可分为单蒽核类及双蒽核类。蒽醌类化合物的结构类型见表 3-1。

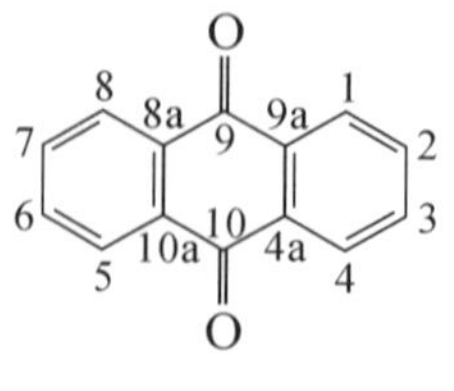

1、4、5、8—α 位；2、3、6、7—β 位；

9、10—*meso* 位，又称中位

表 3-1 蒽醌类化合物的结构类型

结构类型	结构特点	实例
大黄素型蒽醌	羟基分布在两侧苯环上	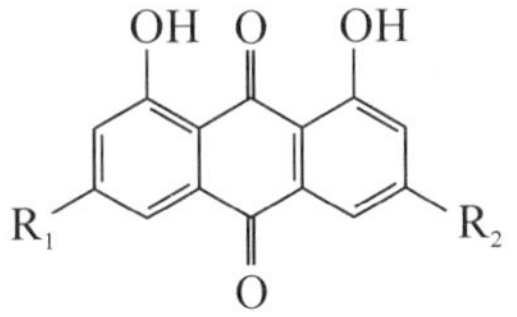 大黄酚 $R_1=H$ $R_2=CH_3$ 大黄素 $R_1=OH$ $R_2=CH_3$ 大黄酸 $R_1=H$ $R_2=COOH$ 大黄素甲醚 $R_1=OCH_3$ $R_2=CH_3$ 芦荟大黄素 $R_1=H$ $R_2=CH_2OH$
茜草素型蒽醌	羟基分布于一侧苯环上	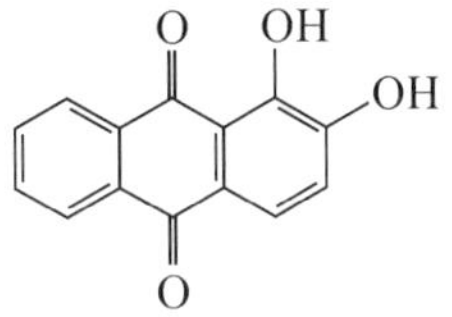 茜草素
蒽酚类	蒽醌在酸性环境下的还原产物，*meso* 位的羰基被还原	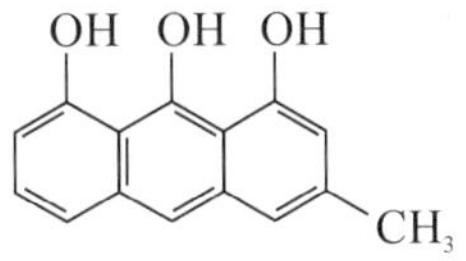 柯桠素
蒽酮类	蒽酚的互变异构体，*meso* 位只有一个羰基	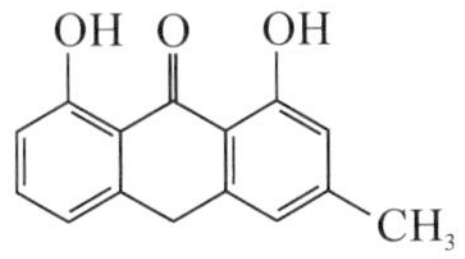 大黄酚蒽酮
二蒽酮类	两分子的蒽酮脱去一分子氢后相互结合而成	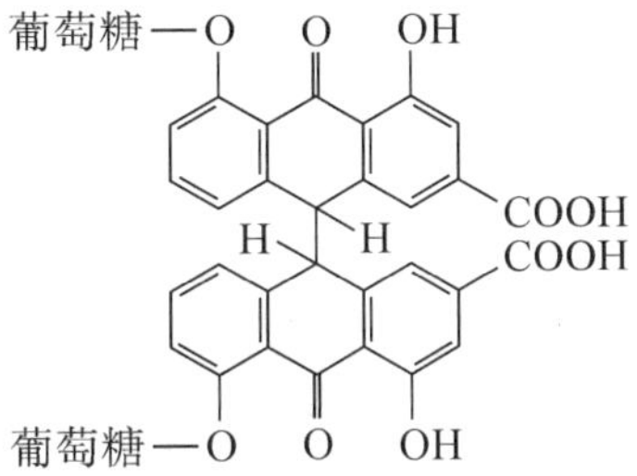 番泻苷A

知识链接

蒽酚或蒽酮易被氧化，故一般只存在于新鲜药材中。新鲜大黄中含有大黄酚、大黄素、大黄酸、大黄素甲醚、芦荟大黄素五种主要的羟基蒽醌类成分，同时富含蒽酚、蒽酮。蒽酚、蒽酮对黏膜有一定的刺激性，可引起呕吐，不能直接入药。新鲜大黄在长时间的存放过程中，蒽酚和蒽酮逐渐被氧化为对应的蒽醌，故大黄须储存两年以上才可入药。

二、理化性质

(一)性状

蒽醌类化合物都为黄色至橙红色固体。一般情况下，大黄素型蒽醌呈黄色，而茜草素型蒽醌颜色较深，多为橙黄色至橙红色。母核引入—OH、—OCH_3等助色团越多，颜色越深。游离蒽醌类化合物具有完好的结晶，但蒽醌苷类因其分子量较大，多数较难得到完好的结晶。蒽醌类化合物多数有荧光，在不同 pH 条件下显示不同的颜色。

(二)升华性

游离蒽醌类化合物一般具有升华性，常压下加热可升华而不分解。一般升华温度随酸性的增强而升高。

(三)溶解性

1. 游离蒽醌类化合物(苷元) 极性较小，通常可(易)溶于苯、乙醚、三氯甲烷，在碱性有机溶剂如吡啶、二甲基甲酰胺中溶解度也较大，可溶于丙酮、甲醇及乙醇，不溶或难溶于水。

2. 结合蒽醌类化合物(苷) 极性较大，易溶于甲醇、乙醇、碱水，在热水中更易溶解，但在冷水中溶解度较小，几乎不溶于乙醚、苯、三氯甲烷等溶剂。

此外，蒽醌类化合物的碳苷在水中的溶解度很小，难溶于亲脂性有机溶剂而易溶于吡啶中。

(四)酸碱性

1. 酸性 蒽醌类化合物多数带有酚羟基，因此具有酚的通性，呈弱酸性，但酸性强弱与分子中是否存在羧基、酚羟基及它们的数目、结合位置有关。蒽醌类化合物酸性强弱规律如下：

(1)含有羧基的蒽醌类化合物的酸性强于不含羧基者；一般蒽核上有羧基的蒽醌类化合物的酸性与芳香酸相似，可溶于碳酸氢钠溶液。

(2)β-羟基蒽醌的酸性强于 α-羟基蒽醌，这是由于 β-羟基(β-OH)受羰基吸电子作用影响，其质子更易解离，因此酸性较强，可溶于 Na_2CO_3 溶液；而 α-羟基(α-OH)因与羰基邻近而形成氢键缔合，质子难解离，表现出更弱的酸性，只能溶于 NaOH 溶液。

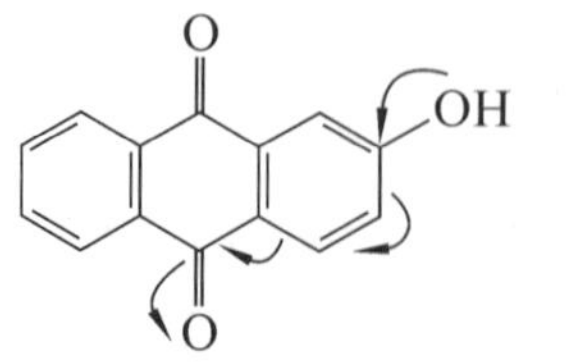

β-羟基蒽醌

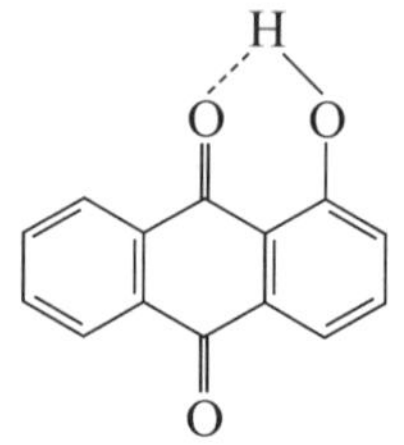

α-羟基蒽醌

(3)酚羟基数目越多,酸性越强,但若酚羟基形成分子内氢键,则酸性减弱。

酸性: 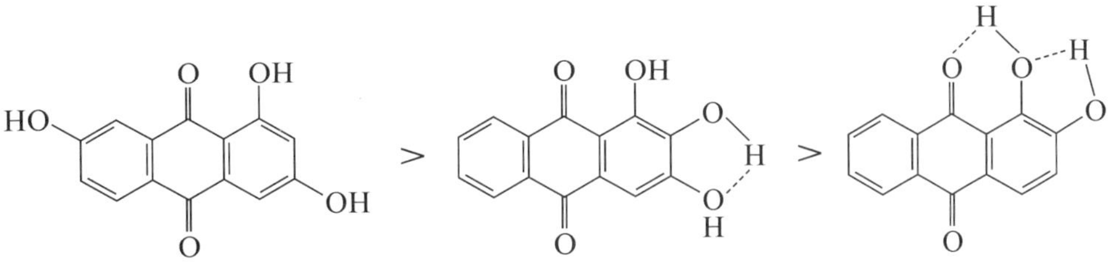

依据上述性质,蒽醌类化合物酸性强弱顺序大致排列如下:

酸性强弱顺序:含—COOH>含多个 β-OH>含一个 β-OH>含多个 α-OH>含一个 α-OH

溶解性: (溶于 5%$NaHCO_3$溶液) (溶于 5%Na_2CO_3溶液)(溶于 1%NaOH 溶液)(溶于 5%NaOH 溶液)

根据酸性强弱规律,可选用适当碱性溶液用 pH 梯度萃取法对蒽醌类化合物进行分离。

2. 碱性 蒽醌类化合物结构中没有羟基时,醌核上的羰基氧原子能接受质子,故表现出微弱的碱性,能溶于浓硫酸生成红色锌盐。利用此性质,可鉴别蒽醌类化合物。

(五)颜色反应

1. 碱液呈色反应(Bornträger 反应) 此反应是羟基蒽醌类化合物的专属性反应。在碱性溶液中,羟基蒽醌类化合物的颜色发生改变并加深,多显红色至紫红色。蒽酚、蒽酮、二蒽酮类化合物需氧化形成羟基蒽醌类化合物后才能呈色。

2. 与金属离子的反应 蒽醌类化合物如具有 α-酚羟基或邻二酚羟基,则可与 Pb^{2+}、Mg^{2+}等金属离子形成络合物。与 Pb^{2+}形成的络合物在一定 pH 条件下能沉淀析出,与 Mg^{2+}形成的络合物具有一定的颜色。此类反应可用于蒽醌类化合物的鉴别。

羟基蒽醌类化合物能与 0.5%乙酸镁的甲醇或乙醇溶液反应生成稳定的橙红色、紫红色或紫色的络合物,生成物的颜色随分子中羟基的位置不同而有所不同,此反应可用于羟基位置的确定。如果母核上只有一个 α-OH 或一个 β-OH,或两个—OH 不在同一个环上,则显橙黄色至橙色;如果已有一个 α-OH,且另有一个—OH 在邻位,则显蓝色至蓝紫色,在间位则显橙红色至红色,在对位则显紫红色至紫色。

3. 对亚硝基-二甲苯胺反应 C_9 位或 C_{10} 位未取代的羟基蒽酮类化合物,尤其是 1,8-二羟基衍生物,其羰基对位的亚甲基很活泼,可与 0.1%对亚硝基-二甲苯胺吡啶溶液反应而产生各种颜色,如紫色、绿色、蓝色、灰色等。

三、提取与分离

(一)提取

1. 有机溶剂提取法 一般选用甲醇或乙醇作为溶剂,可同时将游离状态和成苷的蒽醌类化合物从药材中萃取出来,浓缩后再依次用有机溶剂萃取。如游离蒽醌类化合物极性比较小,可以用极性小的有机溶剂(高浓度乙醇、乙醚、三氯甲烷等)萃取;蒽醌苷类化合物极性比较大,可以用极性大的有机溶剂(低浓度乙醇、乙酸乙酯、正丁醇等)萃取。

多羟基蒽醌类化合物或具有羧基的蒽醌类化合物(如大黄酸),在植物体内多以盐的形式存在,难以被有机溶剂溶出,提取前应先酸化使之游离。

2. 碱溶酸沉法 由于蒽醌类化合物结构中多有酚羟基,显酸性,故可利用游离蒽醌类化合物在碱水中溶解,加酸又析出的方法进行提取。

(二)分离

1. 蒽醌苷类化合物和游离蒽醌类化合物的分离 利用苷和苷元极性的不同,将提取液浓缩后，用极性小的有机溶剂如三氯甲烷、乙醚等萃取，可以得到极性小的苷元类成分。

2. 游离蒽醌类化合物的分离 对于游离蒽醌衍生物，一般采取溶剂分步结晶法、pH 梯度萃取法和色谱法进行分离。对于结构差别大的蒽醌混合物，可利用不同极性的溶剂分别萃取分离。

(1)pH 梯度萃取法：游离蒽醌类化合物因结构中含有的酸性基团的种类、数量和位置不同，酸性强弱有明显差别，可溶于不同强度的碱性溶液中，故可通过萃取而分离。该方法可用不同强度的碱性溶液按 pH 由低到高的顺序依次萃取，从有机溶剂中萃取不同酸性的游离蒽醌衍生物，但对于性质相似、酸性相差不大的羟基蒽醌混合物的分离则存在着局限性。

(2)色谱法：此法对蒽醌类化合物的分离效果较好，一般先用 pH 梯度萃取法对蒽醌类化合物进行初步分离，再结合柱色谱或制备薄层色谱做进一步分离。常用的吸附剂有硅胶、磷酸氢钙、聚酰胺，一般不用氧化铝，以免发生不可逆的化学吸附。例如：大黄中的五种蒽醌苷元可采用 pH 梯度萃取法与硅胶柱色谱相结合的方法实现分离(图 3-1)。

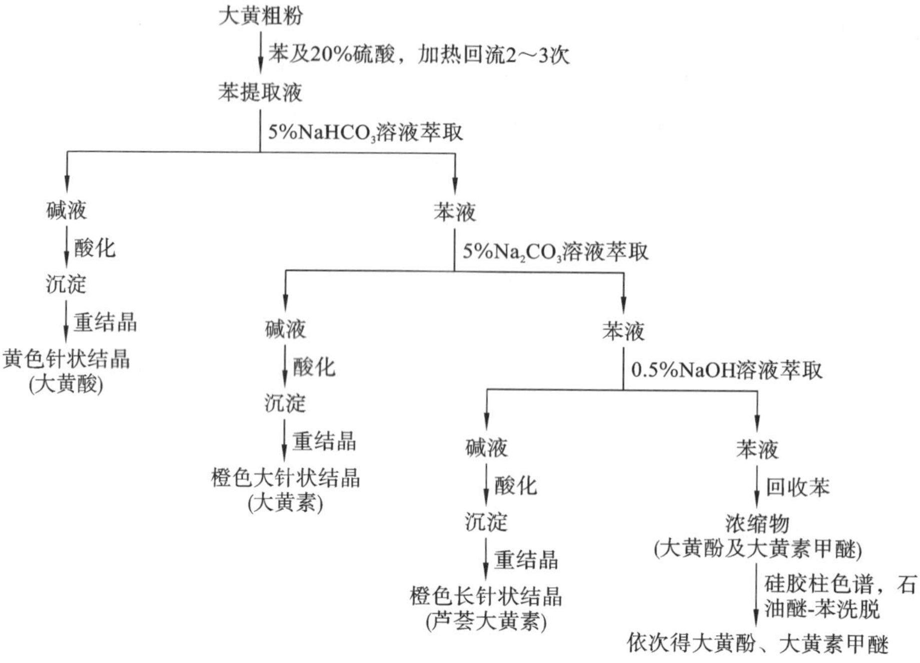

图 3-1 大黄中五种蒽醌苷元的提取与分离流程图

3. 蒽醌苷类化合物的分离 蒽醌苷类化合物的分离较苷元困难，一般不易得到纯品。需要结合吸附柱色谱或分配柱色谱进行分离，常用的吸附剂有聚酰胺、硅胶及葡聚糖凝胶等。在分离前需要用铅盐法或溶剂法除去大部分杂质，制得较纯总苷后，再上柱色谱分离。

四、鉴定

(一)理化鉴定

从中药中提取、分离的蒽醌类单体化合物，需要经过物理和化学方法鉴定。物理方法主要是依据化合物的形态、颜色、熔点、比旋度等物理性质鉴定。化学方法主要是通过显色反应，如羟基蒽醌类化合物可以与碱液或乙酸镁反应进行鉴定。

(二)色谱鉴定

1. 薄层色谱 薄层色谱多采用硅胶、聚酰胺作为吸附剂，展开剂常采用混合溶剂，如苯-甲醇(9∶1)、庚烷-苯-三氯甲烷(1∶1∶1)等。对于蒽醌苷类化合物,可采用极性较大的溶剂系统。

蒽醌及其苷类化合物在可见光下多显黄色,在紫外光下显黄棕色、红色、橙色等荧光,用氨熏或碱水喷后,颜色加深或变色。也可以用0.5%乙酸镁甲醇溶液,喷后90 ℃加热5 min,观察颜色。

2. 纸色谱 羟基蒽醌类化合物的纸色谱鉴定一般在中性溶剂系统中进行,可用水、乙醇、甲醇等与石油醚、苯混合使达饱和,分层后取极性小的有机溶剂层进行展开。显色剂一般用0.5%乙酸镁甲醇溶液,因羟基位置和数目不同可显示不同颜色。

蒽醌苷类化合物具有较强的亲水性,一般采用含水量较大的溶剂系统,如苯-丙酮-水(4∶1∶2)、三氯甲烷-甲醇-水(2∶1∶1,下层)等。

目标检测

参考答案

一、单项选择题

1. 对下列总蒽醌的乙醚溶液,用冷的5% Na_2CO_3溶液萃取,碱水层的成分是(　　)。

A. 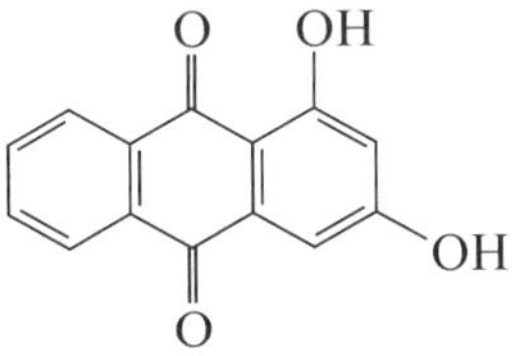

B. 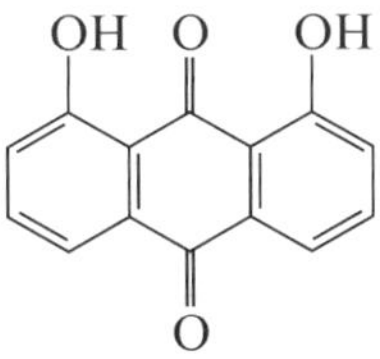

C. 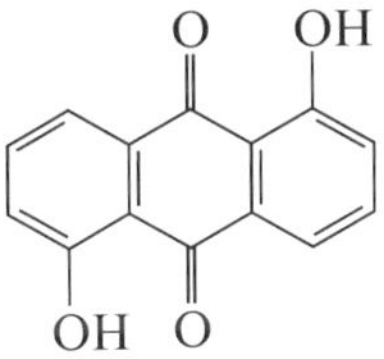

D. 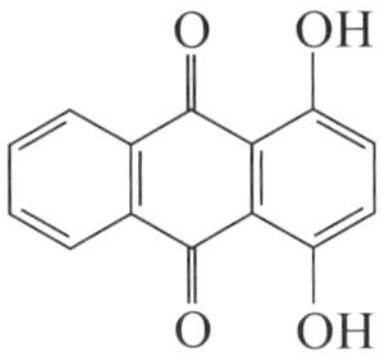

2. 采用柱色谱分离蒽醌类化合物,常选用的吸附剂是(　　)。

A. 硅胶　B. 碱性氧化铝　C. 活性炭　D. 磷酸氢钙

3. 蒽酚、蒽酮一般只存在于新鲜药材中,储存一段时间后不再存在,原因是(　　)。

A. 自然挥发散去　B. 结合成苷　C. 被氧化成蒽醌　D. 聚合成二蒽酚

4. 某中草药水煎液有显著泻下作用,可能是因为含有(　　)。

A. 香豆素　B. 蒽醌苷　C. 皂苷　D. 强心苷

5. 蒽醌类化合物在何种条件下最不稳定?(　　)

A. 溶于有机溶剂中露光放置　B. 溶于碱性溶液中避光放置

C. 溶于碱性溶液中露光放置　D. 溶于有机溶剂中避光放置

6. 大黄素型蒽醌母核上的羟基分布情况是(　　)。

A. 一个苯环的β位　B. 两个苯环的β位

C. 两个苯环的α位或β位　D. 一个苯环的α位或β位

7. 番泻苷A属于(　　)。

A. 大黄素型蒽醌衍生物　B. 茜草素型蒽醌衍生物

C. 二蒽酮衍生物　D. 二蒽醌衍生物

8. 下列化合物中泻下作用最强的是(　　)。

A. 大黄素
B. 番泻苷 A
C. 大黄素葡萄糖苷
D. 大黄素龙胆双糖苷

9. 下列蒽醌中有升华性的是(　　)。

A. 大黄酚葡萄糖苷
B. 大黄酚
C. 番泻苷 A
D. 芦荟苷

10. 下列化合物中酸性最强的是(　　)。

A. 2,7-二羟基蒽醌
B. 1,8-二羟基蒽醌
C. 1,2-二羟基蒽醌
D. 1,6-二羟基蒽醌

二、多项选择题

1. 蒽醌类化合物的酸性与下列哪些取代基有关?(　　)

A. 醇羟基　B. 酚羟基　C. 羰基　D. 羧基　E. 甲基

2. 下列能与 KOH 反应呈红色的是(　　)。

A. 甘草酸　B. 大黄酸　C. 茜草素　D. 大黄素　E. 阿魏酸

3. 下列可溶于稀 NaOH 溶液中的有(　　)。

A. 羟基蒽醌苷元
B. 羟基蒽醌苷
C. 黄酮苷元
D. 小分子有机酸
E. 挥发油

4. 中药大黄中含有的主要有效成分包括(　　)。

A. 大黄素
B. 大黄酸
C. 芦荟大黄素
D. 茜草素
E. 白藜芦醇

5. 醌类成分按结构可分为(　　)。

A. 苯醌　B. 查耳酮　C. 萘醌　D. 蒽醌　E. 菲醌

第四章

黄酮类化合物

学习目标

- ◆ 掌握黄酮类化合物的基本母核、理化性质及提取、分离和鉴定方法。
- ◆ 熟悉黄酮类化合物的结构类型。
- ◆ 了解黄酮类化合物的分布和生物活性。

黄酮类化合物(flavonoid)是广泛存在于自然界的一类重要的天然化合物,大多呈黄色或淡黄色,且分子中多含有酮基,因而得名。

黄酮类化合物主要存在于双子叶植物中,如豆科、芸香科、菊科、蔷薇科、唇形科、玄参科等科的植物,其次为裸子植物,如银杏科植物。许多中药(如槐米、黄芩、陈皮、葛根、银杏叶等)中均含黄酮类化合物。

黄酮类化合物具有多种生物活性。如槐米中的芸香苷有调节血管通透性作用和维生素P样作用;黄芩苷有抗菌作用;水飞蓟素有护肝作用,可用于治疗急慢性肝炎、肝硬化及多种中毒性肝损伤等。

一、结构类型

黄酮类化合物主要是指具有2-苯基色原酮母核的一类化合物,现泛指两个苯环通过三碳链相互连接而成的具有C_6-C_3-C_6基本骨架的一系列化合物。

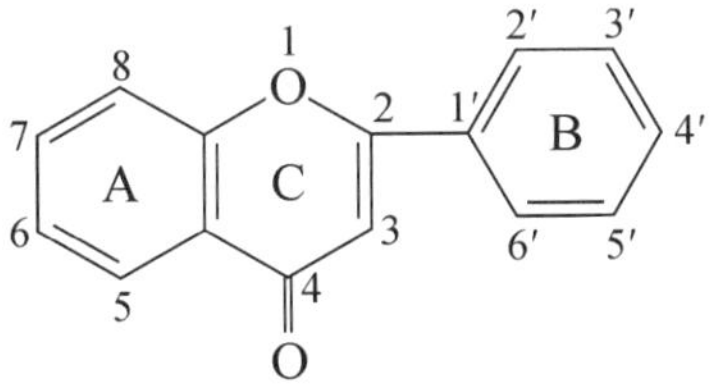

黄酮类化合物主要根据母核中三碳链的氧化程度、B环的连接位置、三碳链是否成环及C_3位是否连接羟基进行分类,见表4-1。

表4-1　黄酮类化合物的结构类型

结构类型	结构特点	实　例
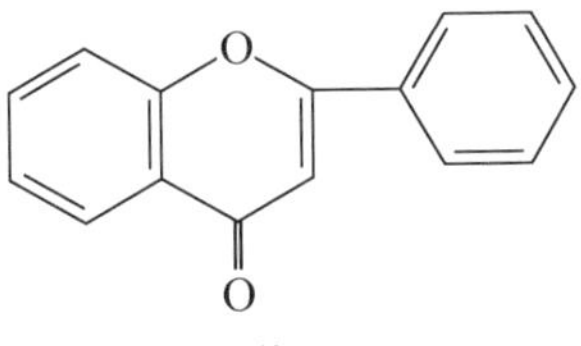 黄酮	C环为γ-吡喃酮结构,B环连在C_2位上	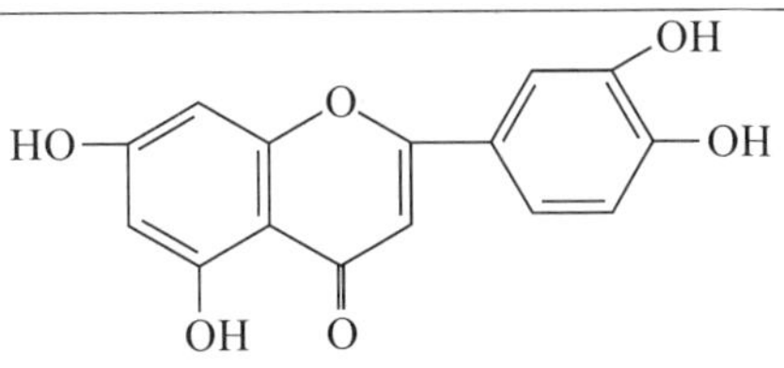 木犀草素

续表

结构类型	结构特点	实例
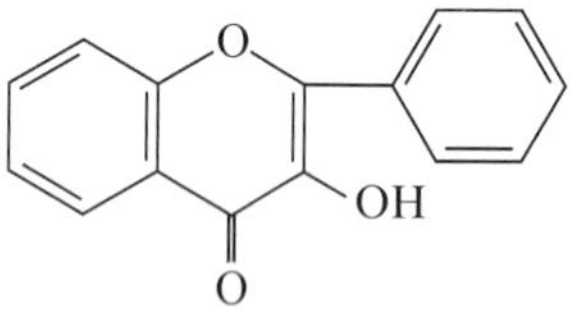 黄酮醇	C_3位连接羟基	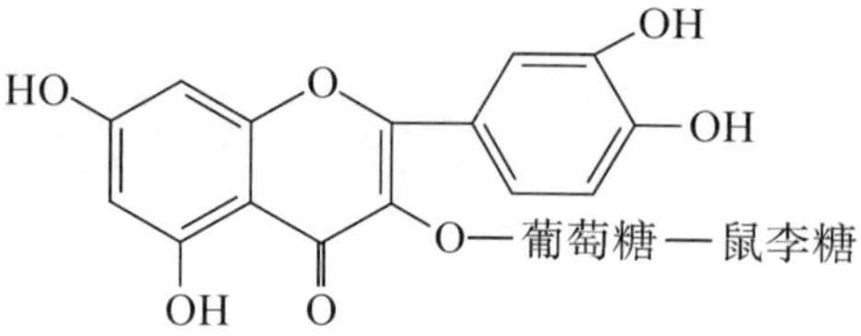 芸香苷 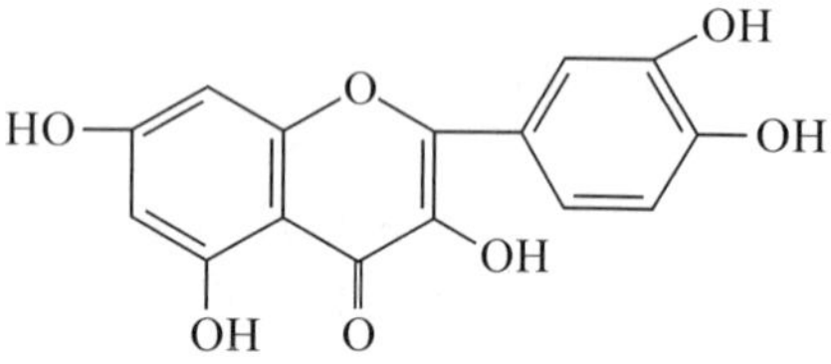 槲皮素
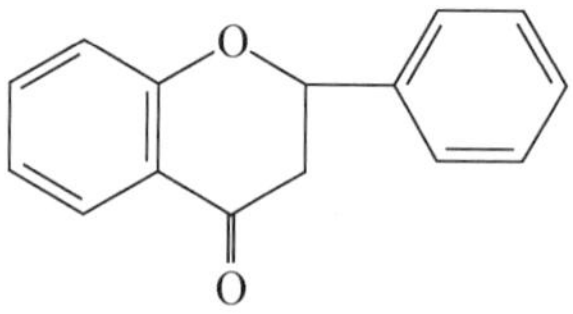 二氢黄酮	C_2与C_3位之间的双键被还原	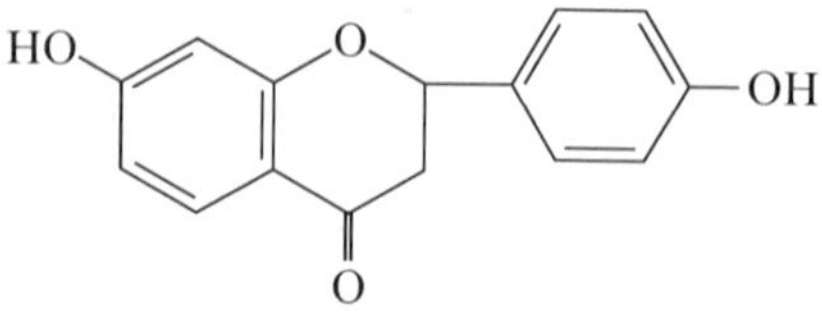 甘草素
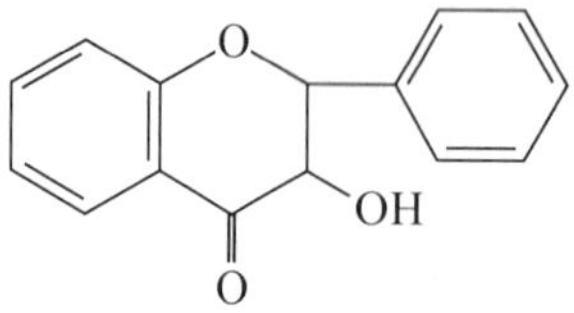 二氢黄酮醇	C_2与C_3位之间的双键被还原,C_3位连接羟基	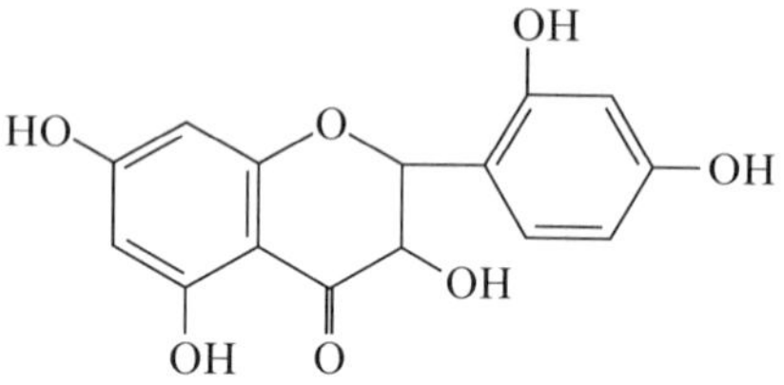 二氢桑色素
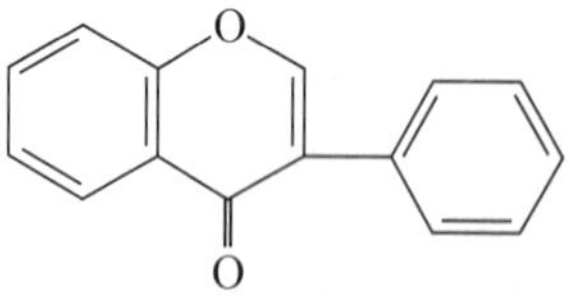 异黄酮	B环连在C_3位上	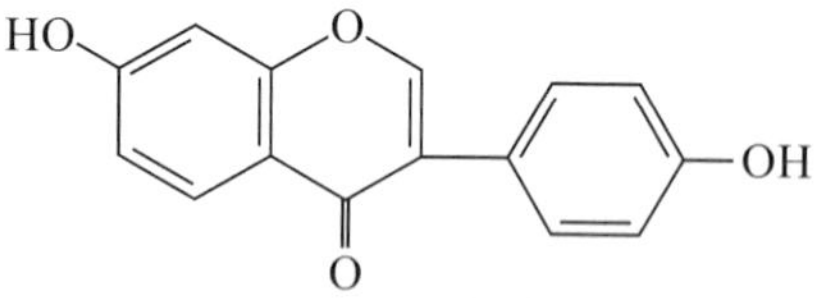 大豆素
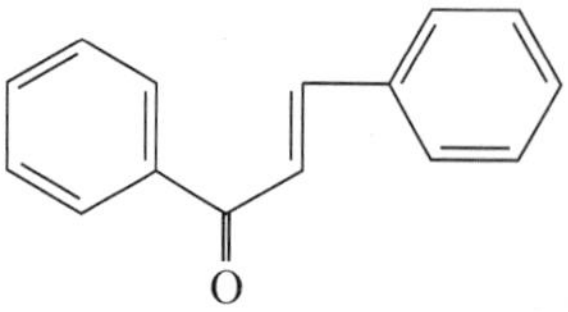 查耳酮	C环开环	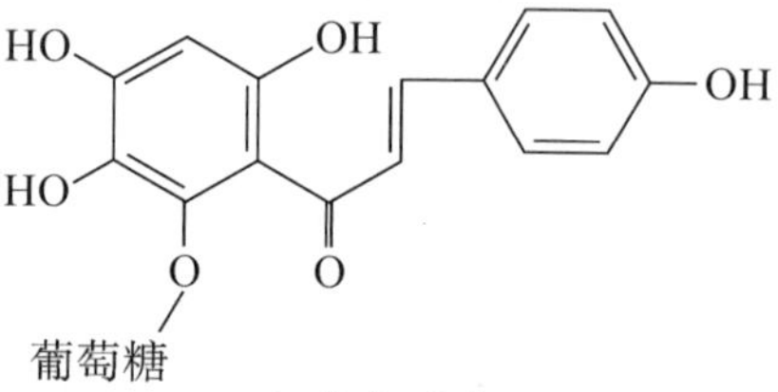 红花苷(黄色)

续表

结构类型	结构特点	实例
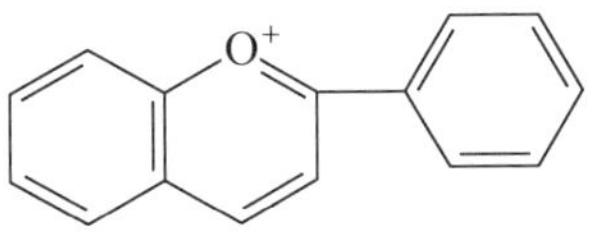 花色素	1位氧为离子状态，1位氧与 C_2 位为双键，同时 C_4 位无羰基	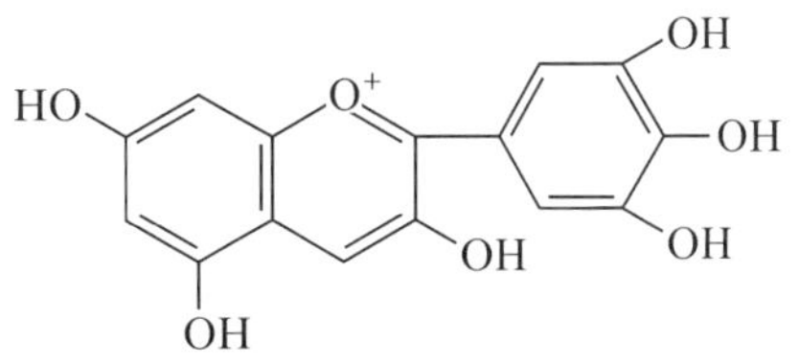 飞燕草素
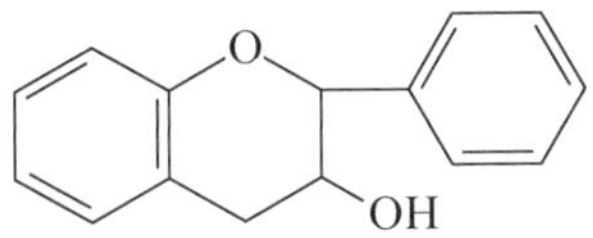 黄烷醇	C_2 与 C_3 位之间的双键被还原，C_4 位无羰基，C_3 位连接羟基	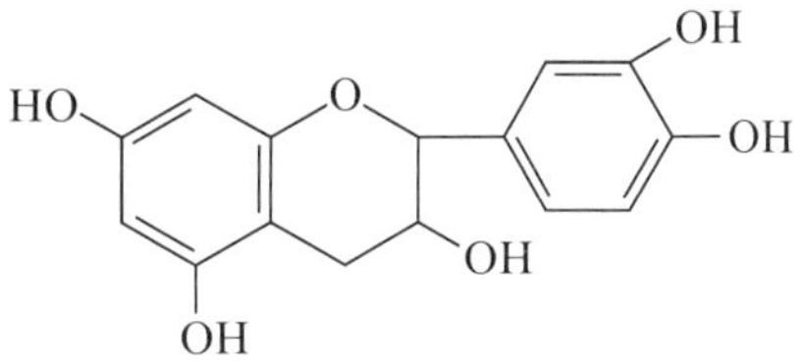 儿茶素 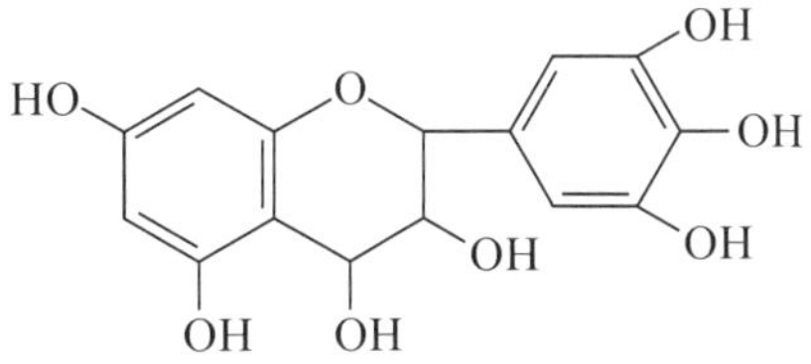 无色飞燕草素
橙酮类	C环为五元环	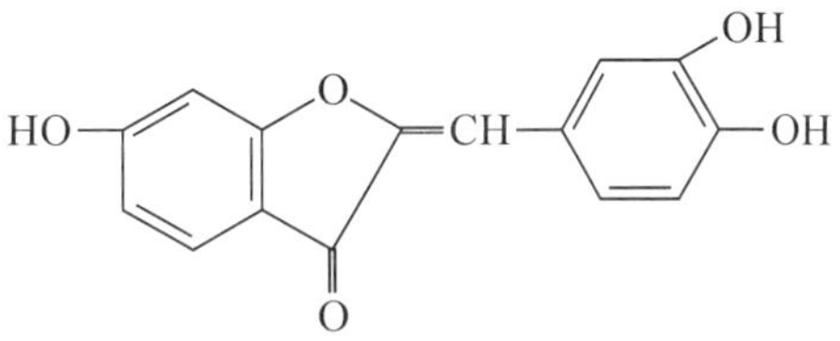 硫黄菊素

此外，常见的黄酮类型还有屾酮类、高异黄酮类、双黄酮类等。

天然黄酮类化合物多以苷的形式存在，由于糖的种类、数目、连接位置、连接方式及苷元的不同，可以形成各种类型的苷。

二、理化性质

(一)性状

黄酮苷元多为结晶性固体，成苷后多为无定形粉末。

黄酮类化合物颜色的有无及深浅主要与分子中是否存在交叉共轭体系以及助色团(—OH、—OCH_3 等)的种类、数目和位置有关。色原酮部分是无色的，当 C_2 位上引入苯环后，可形成交叉共轭体系，并通过电子转移、重排，使共轭链延长而呈现颜色。若再在 C_7 位或 $C_{4'}$ 位引入供电子基团，p-π 共轭促进电子转移、重排，则化合物的颜色加深。其他位置引入助色团，对颜色的影响较小。

知识链接

交叉共轭

交叉共轭是指两个双键互不共轭,但分别与第三个双键共轭所形成的体系。

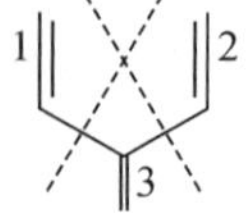

在黄酮、黄酮醇及查耳酮中,苯甲酰基系统和桂皮酰基系统因 C_4 位的羰基而产生交叉共轭。

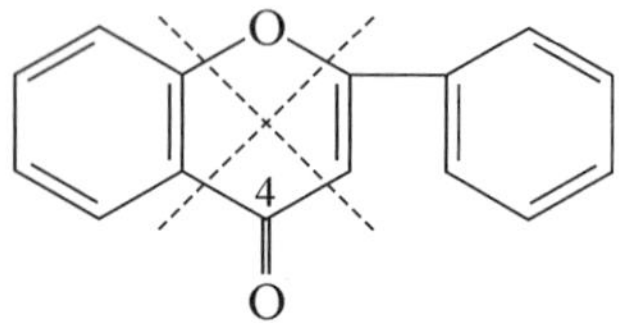

苯甲酰基　　桂皮酰基

一般情况下,黄酮、黄酮醇及其苷多显灰黄色至黄色,查耳酮显黄色至橙黄色,而二氢黄酮、二氢黄酮醇因 C_2、C_3 位之间的双键被破坏,无交叉共轭而几乎无色,异黄酮 B 环与色原酮的共轭链短而不显色或仅显微黄色。

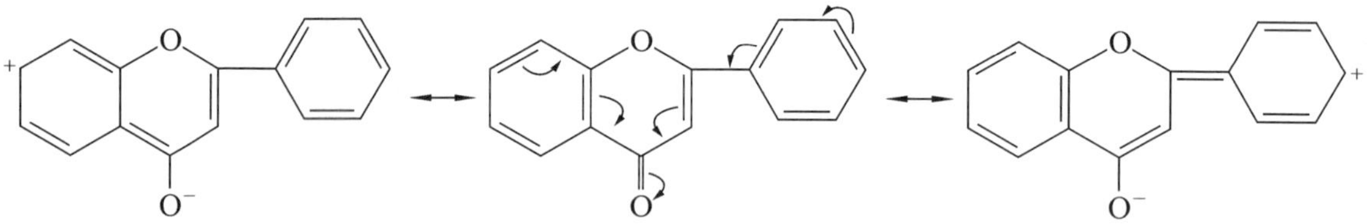

花色素及其苷的颜色随 pH 的不同而不同。一般 pH<7 时显红色,pH=8.5 时显紫色,pH>11 时显蓝色等颜色。

知识链接

红花在开花的不同时期,花冠的颜色呈现不同的变化,主要是因为其中所含化学成分之间的相互转化。开花初期,花中主要含新红花苷及微量红花苷,新红花苷为二氢黄酮,无色,故花冠呈淡黄色;开花中期花冠呈深黄色,此时主要含红花苷(查耳酮);开花后期或采收干燥过程中,红花苷因受植物体内酶的作用氧化成醌式红花苷,故花冠变成红色。

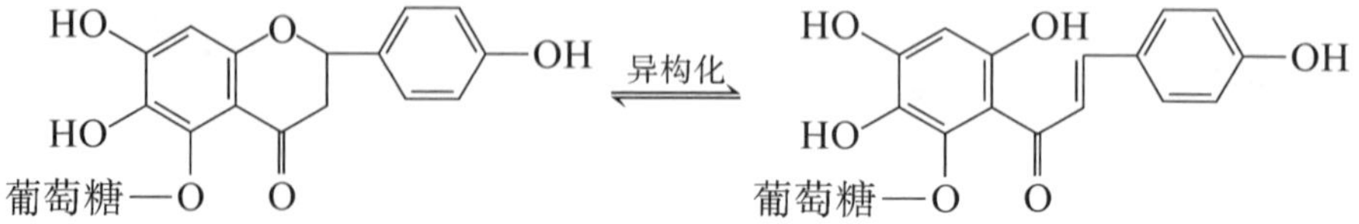

新红花苷(无色)　　红花苷(黄色)

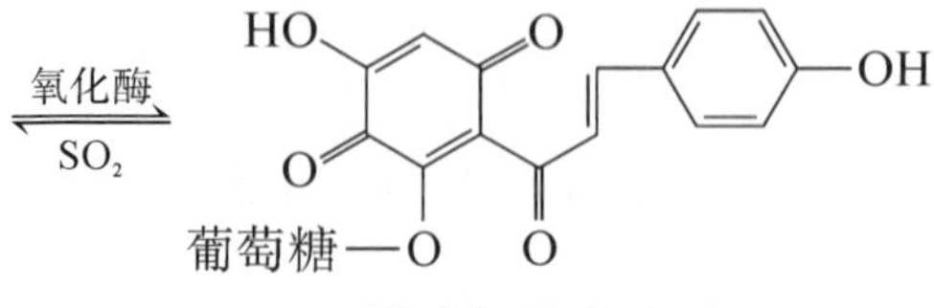

醌式红花苷(红色)

（二）溶解性

黄酮苷元一般难溶或不溶于水，易溶于甲醇、乙醇、乙酸乙酯、乙醚等有机溶剂。其中黄酮、黄酮醇、查耳酮等平面性强的分子，因分子间排列紧密，分子间引力较大，故更难溶于水；而二氢黄酮、二氢黄酮醇由于吡喃环（C 环）已被氢化成为近似半椅式结构，分子的平面性被破坏，分子间排列不紧密，分子间引力降低，水分子容易进入，故水溶性较大；异黄酮的 B 环受 4 位羰基立体结构的阻碍，分子的平面性降低，水溶性增大；花色素虽为平面型结构，但因 1 位氧以离子形式存在，具有盐的通性，故亲水性较强，水溶性也较大。

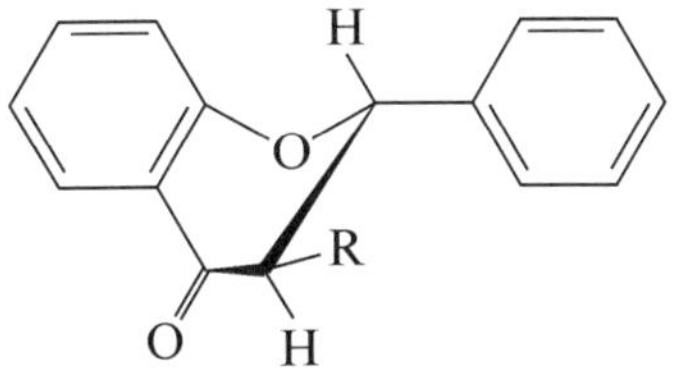

二氢黄酮　R=H
二氢黄酮醇　R=OH

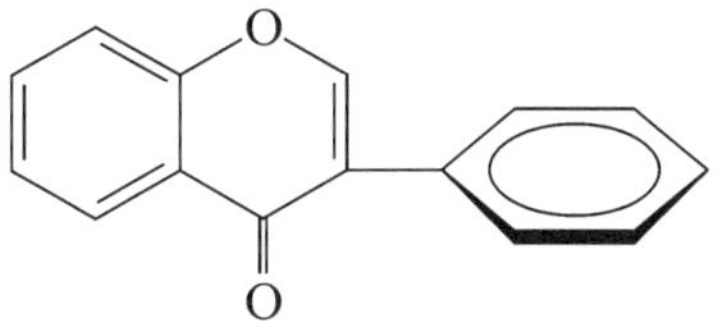

异黄酮

黄酮苷元的溶解性还与取代基的种类、数目和位置有关。黄酮类化合物多有羟基取代，羟基数目增加则亲水性增加；若引入甲氧基或异戊烯基，脂溶性增加，则可溶于苯、三氯甲烷或乙醚中。黄酮苷一般易溶于热水、甲醇、乙醇等强极性溶剂中，难溶或不溶于苯、乙醚、三氯甲烷等有机溶剂中。苷分子中糖基的数目和结合的位置，对溶解度亦有一定影响，一般多糖苷的水溶性大于单糖苷。

黄酮苷元或黄酮苷因结构中常含酚羟基而具有一定的酸性，易溶于碱水中，酸化后又可游离析出。

（三）酸碱性

1. 酸性　黄酮类化合物多含酚羟基，故显酸性，由于酚羟基的数目及位置不同，酸性强弱也不同。以黄酮为例，C_7 或 $C_{4'}$ 位上羟基受 C_4 位羰基 p-π 共轭效应的影响，酸性最强；而 C_3、C_5 位羟基因可与 C_4 位羰基形成分子内氢键，故酸性最弱。其酚羟基酸性强弱顺序如下：

7,4′-二羟基	>	7 或 4′-羟基	>	一般酚羟基	>	3 或 5-羟基
（溶于 5%$NaHCO_3$ 溶液）		（溶于 5%Na_2CO_3 溶液）		（溶于 0.2%NaOH 溶液）		（溶于 4%NaOH 溶液）

根据黄酮类化合物在不同碱性溶液中的溶解性不同，可用 pH 梯度萃取法分离这类化合物。

2. 碱性　黄酮类化合物分子中的 1 位氧原子，因存在未共用电子对，表现出微弱的碱性，可与强无机酸如浓硫酸、盐酸等生成锌盐，但此锌盐极不稳定，用水稀释后即分解。

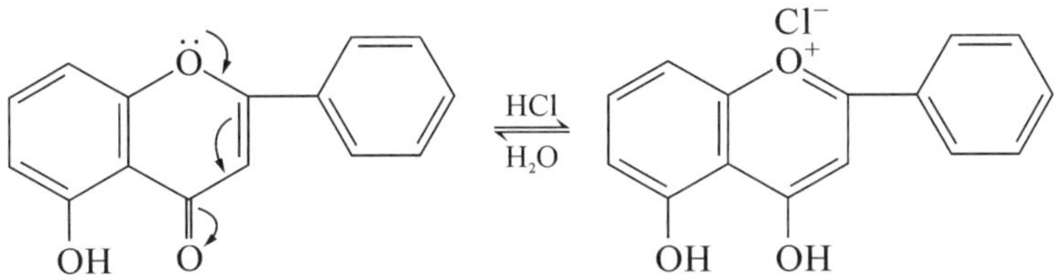

（四）显色反应

1. 还原反应

（1）盐酸-镁粉（或锌粉）反应：这是鉴定黄酮类化合物最常用的反应。将样品溶于甲醇或乙醇，加入少许镁粉（或锌粉）振摇，滴加几滴浓盐酸，即可显色。多数黄酮、黄酮醇、二氢黄酮及二氢黄酮醇显橙红色至紫红色，少数显紫色至蓝色；异黄酮除少数外均不显色；查耳酮无该显色反应；由于花色素及部分查耳酮只加入浓盐酸也会发生颜色变化，必要时需做对照实验，即仅在供试品溶液中加入浓盐酸进行观察，而不加镁粉(或锌粉)，若产生红色，则说明供试品溶液中含有花色素类、某些橙酮类或查耳酮类化合物。

(2)四氢硼钠(钾)反应：此反应为二氢黄酮、二氢黄酮醇专属性较强的化学反应，其他黄酮类化合物均不显色，可与之区别。方法是将样品溶于乙醇，加入等量2% $NaBH_4$ 的甲醇溶液，1 min后，加入浓盐酸或浓硫酸数滴，显紫色至紫红色。

2. 与金属盐类试剂的配合反应 具有3-羟基、4-羰基，或5-羟基、4-羰基，或邻二酚羟基的黄酮类化合物，可以与许多金属盐类试剂(如铝盐、锆盐、镁盐、铅盐等)反应，生成有色的配合物或有色沉淀。

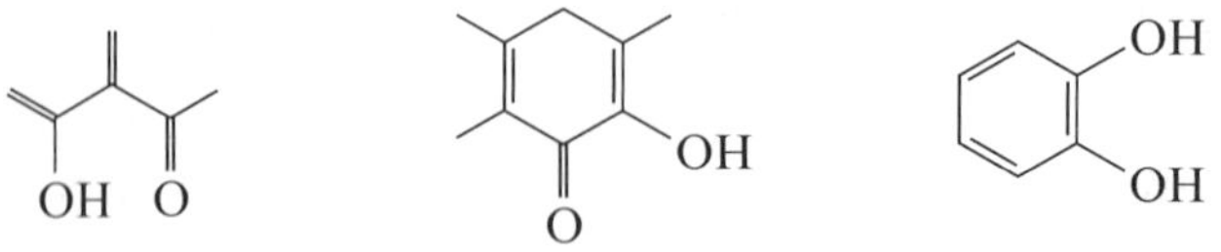

(1)三氯化铝反应：向样品的乙醇溶液中加1%三氯化铝甲醇溶液，生成的铝配合物多呈鲜黄色并显鲜黄色荧光。

(2)锆盐-枸橼酸反应：可利用此反应来鉴别黄酮类化合物分子中是否有3-羟基或5-羟基。具有3-羟基或5-羟基的黄酮，加2% $ZrOCl_2$ 甲醇溶液后均发生反应生成黄色的锆配合物。但二者的锆配合物对酸的稳定性不同，当反应液中再加入2%枸橼酸甲醇溶液后，3-羟基黄酮溶液仍显黄色，而5-羟基黄酮的黄色溶液显著褪色。

(3)乙酸镁反应：凡具有3-羟基、5-羟基或邻二酚羟基的黄酮类化合物均可与 Mg^{2+} 配合，在紫外灯下观察，二氢黄酮(醇)显天蓝色荧光，黄酮(醇)、异黄酮显黄色、橙黄色或褐色。该反应可将二氢黄酮(醇)与黄酮(醇)、异黄酮加以区别。

(4)氯化锶反应：具有邻二酚羟基的黄酮类化合物，可在氨性甲醇溶液中，与氯化锶($SrCl_2$)反应生成绿色、棕色至黑色沉淀。

(5)三氯化铁反应：三氯化铁为常用的酚类显色剂，含有氢键缔合的酚羟基(3-羟基或5-羟基或邻二酚羟基)的黄酮类化合物遇三氯化铁可显红色、绿色等较明显的颜色。

三、提取与分离

(一)提取

黄酮类化合物多以苷的形式存在于植物的花、叶、果实中，而在植物木质部等坚硬组织中，则多以游离苷元形式存在。黄酮类化合物的提取方式主要根据被提取物的存在形式及伴存的杂质而定。黄酮苷类以及极性稍大的苷元(如羟基黄酮、双黄酮、橙酮、查耳酮等)，一般可选用不同浓度的乙醇、甲醇、丙酮、乙酸乙酯、水或极性较大的混合溶剂如甲醇-水(1∶1)进行提取；一些多糖苷类则可以用沸水提取；大多数苷元宜用极性较小的溶剂，如乙醚、三氯甲烷、乙酸乙酯及高浓度乙醇等进行提取，多甲基的黄酮苷元甚至可用苯进行提取。

常用的提取方法有下列几种。

1. 水提取法 水提取法主要适用于含糖基较多的黄酮苷类，有些可用热水进行提取，如槐米中芦丁(芸香苷)的提取等。此法成本低，操作方便，安全性也高，但提取液常含多糖、蛋白质等水溶性杂质，可将溶液浓缩后逐次加入乙醇，使其含醇量在80%以上，使难溶于乙醇的成分如蛋白质、淀粉、树胶、黏液质等水溶性杂质逐级沉淀析出，即水提醇沉法。

2. 醇提取法 乙醇或甲醇是较常用的提取溶剂，黄酮苷及其苷元均可溶于其中。一般用60%左右的稀醇提取黄酮苷，90%～95%的浓醇提取黄酮苷元。

叶绿素、胡萝卜素、油脂等杂质会伴存于醇提取液中，从而影响后续的分离及黄酮类结晶的析出，可用石油醚萃取除去这些杂质。

3. 碱溶酸沉法 利用黄酮类化合物多具有酚羟基，易溶于碱水而难溶于酸水的性质，用碱水提取后，再加酸使其酸化，黄酮类化合物即可沉淀析出。须指出的是，所用的碱水浓度不宜过高，以免在强碱条件下，尤其是加热时黄酮类化合物的母核被破坏。常用的碱水有石灰水溶液、5% Na_2CO_3 溶液及稀 NaOH 溶液等。在加酸酸化时，酸性也不宜太强，以免生成鉾盐。此法简便、经济，在生产中应用广泛。槐米中芸香苷的提取与精制流程见图 4-1。

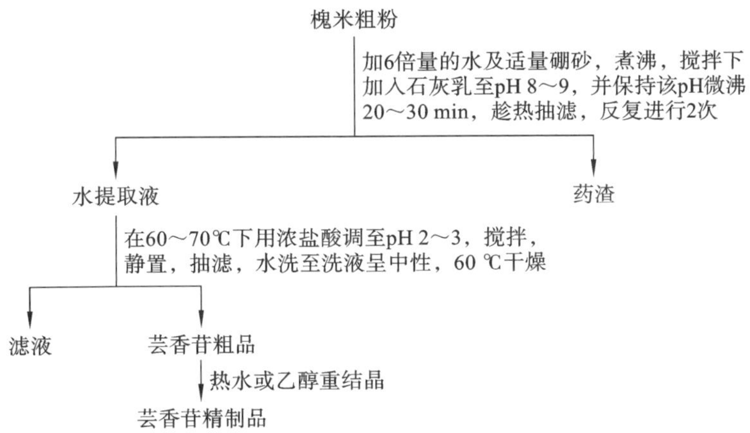

图 4-1 槐米中芸香苷的提取与精制流程图

在对花、果实类药材进行提取时，因药材中含有鞣质或含羧基的果胶或黏液质等水溶性杂质，宜选择石灰水溶液提取，使杂质反应生成不溶于水的钙盐沉淀而被除去，这样有利于黄酮类化合物的纯化处理。

(二)分离

1. pH 梯度萃取法 本法适用于酸性强弱不同的黄酮苷元的分离。利用黄酮苷元中酚羟基数目及位置不同，其酸性强弱也不同的性质，将混合物溶于有机溶剂(如乙醚)后，依次用 5% $NaHCO_3$溶液、5% Na_2CO_3溶液、0.2%NaOH 溶液及 4%NaOH 溶液萃取进行分离。

2. 柱色谱法

(1)硅胶柱色谱：此法应用范围最广。主要适用于分离二氢黄酮、二氢黄酮醇、异黄酮、高度甲基化或乙酰化的黄酮及黄酮醇类苷元等。常用三氯甲烷-甲醇混合溶剂作洗脱剂。分离黄酮苷时，可用三氯甲烷-甲醇-水或乙酸乙酯-丙酮-水作为洗脱剂。

(2)聚酰胺柱色谱：聚酰胺对各种黄酮类化合物具有较好的分离效果，且其容量比较大，适合制备性分离。聚酰胺的分离机理是通过其酰胺基与酚类的酚羟基、酸类的羧基或醌类的羰基形成氢键而产生吸附。化合物在聚酰胺柱上洗脱的先后顺序取决于化合物的分子结构，也与洗脱剂的种类和极性大小有关。一般聚酰胺在水中与化合物形成氢键的能力最强，在有机溶剂中较弱，在碱性溶剂中最弱，因此可应用不同溶剂作为洗脱剂进行分离，不同洗脱剂洗脱能力的顺序为水<甲醇或乙醇<丙酮<稀 NaOH 溶液或稀氨水<甲酰胺或二甲基甲酰胺。

用聚酰胺柱色谱分离黄酮类化合物时，常用不同浓度的甲醇或乙醇溶液进行梯度洗脱，洗脱的先后顺序主要取决于黄酮类化合物分子中酚羟基的数目、位置，规律如下：

①母核相同，游离羟基少者先洗脱，游离羟基多者后洗脱；

②分子中羟基数目相同时，羟基位置对吸附也有影响，间位或对位羟基吸附力大于邻位羟基，故后者先被洗脱；

③苷元相同时，洗脱从先到后的顺序一般是三糖苷、双糖苷、单糖苷、苷元；

④不同类型黄酮类化合物，一般从先到后流出的顺序是异黄酮、二氢黄酮醇、黄酮、黄酮醇；

⑤分子中芳香核、共轭双键多则易被吸附，故黄酮、查耳酮往往比相应的二氢黄酮难以洗脱。

四、鉴定

薄层色谱法是目前鉴定黄酮类化合物的常用方法。一般采用硅胶薄层色谱、聚酰胺薄层色谱、纸色谱。

1. 硅胶薄层色谱 可用于分离和鉴定大多数黄酮苷元，常用的展开剂有甲苯-甲酸甲酯-甲酸(5∶4∶1)，可根据化合物的极性大小适当调整甲苯及甲酸的比例。黄酮苷元或其衍生物(甲醚或乙酰化物)选用亲脂性溶剂系统，如苯-丙酮(9∶1)、三氯甲烷-甲醇(85∶15)或甲苯-三氯甲烷-丙酮(40∶25∶35)等。分离黄酮苷时可选用丁醇-乙酸-水等。

2. 聚酰胺薄层色谱 聚酰胺薄层色谱适用范围较广，特别适合分离与鉴定含游离酚羟基的黄酮苷及其苷元。由于聚酰胺吸附黄酮类化合物能力较强，因而展开剂需要具有较强的极性，故多用醇、酸或水等极性溶剂。鉴定苷元常用的展开剂有三氯甲烷-甲醇(94∶6)、三氯甲烷-甲醇-丁酮(12∶2∶1)、苯-甲醇-丁酮(90∶6∶4 或 4∶3∶3)等。

3. 纸色谱 纸色谱(PC)适合分离、鉴定各种黄酮类化合物。鉴定黄酮苷元一般宜用极性相对较小的“醇性”展开剂，如正丁醇-冰乙酸-水(4∶1∶5 上层，BAW)或叔丁醇-乙酸-水(3∶1∶1，TBA)等。鉴定黄酮苷宜用极性相对较大的“水性”展开剂，如含盐酸或乙酸的水溶液等。对于一些分离困难的样品，如苷和苷元混合物的分离和鉴定，常采用双相纸色谱法，第一相通常用“醇性”展开剂展开，第二相用极性大的“水性”展开剂展开。

多数黄酮类化合物既有颜色又有荧光，有的虽无颜色，但在紫外灯下可产生荧光，易于观察，也可配合显色剂以增强显色效果，常用的显色剂有 1%三氯化铝甲醇溶液、10% Na_2CO_3 溶液，还可氨熏等。

目标检测

参考答案

一、单项选择题

1. 具有 C_6-C_3-C_6 结构骨架的化合物是(　　)。

A. 黄酮　　B. 强心苷　　C. 挥发油　　D. 香豆素

2. 能溶解黄酮苷和黄酮苷元的溶剂为(　　)。

A. 乙醚　　B. 三氯甲烷　　C. 乙醇　　D. 水

3. 二氢黄酮、二氢黄酮醇类苷元在水中溶解度稍大是因为(　　)。

A. 羟基多　　B. 有羧基

C. 为离子型化合物　　D. C 环为非平面型

4. 大多数黄酮类化合物呈色的最主要原因是(　　)。

A. 具有酚羟基　　B. 具有交叉共轭体系

C. 具有羰基　　D. 具有苯环

5. 锆盐-枸橼酸反应中,先显黄色,加入枸橼酸后溶液颜色仍为鲜黄色的是(　　)。

A. 5-OH 黄酮　　B. 黄酮醇

C. 7-OH 黄酮　　D. 4′-OH 黄酮

6. 黄酮苷类化合物不能采用的提取方法是(　　)。

A. 酸提碱沉　　B. 碱提酸沉　　C. 沸水提取　　D. 乙醇提取

7. 用碱溶酸沉法从花、果实类药材中提取黄酮类化合物,碱液宜选用(　　)。

A. 5% $NaHCO_3$ 溶液　　B. 5% Na_2CO_3 溶液

C. 5% NaOH 溶液　　D. 石灰水溶液

8. 鉴别黄酮类化合物最常用的显色反应是(　　)。

A. 四氢硼钠反应　　B. 氯化锶反应

C. 三氯化铁反应　　D. 盐酸-镁粉反应

9. 与四氢硼钠反应呈阳性的为(　　)。

A. 黄酮醇　　B. 二氢黄酮　　C. 查耳酮　　D. 异黄酮

10. 用聚酰胺色谱分离黄酮类化合物,它的原理是(　　)。

A. 离子交换　　B. 分子筛　　C. 分配　　D. 氢键缔合

二、多项选择题

1. 黄酮类化合物的结构分类主要依据(　　)。

A. 三碳链的氧化程度　　B. 是否连接糖链　　C. C_3 位是否连接羟基

D. 三碳链是否成环　　E. B 环的位置

2. 3,5,3′,4′-四羟基二氢黄酮可发生下列哪些反应?(　　)

A. α-萘酚-浓硫酸反应　　B. $NaBH_4$ 反应　　C. 氯化锶反应

D. $ZrOCl_2$-枸橼酸反应　　E. 盐酸-镁粉反应

3. 从中药中提取黄酮类化合物可采用(　　)。

A. 溶剂提取法　　B. 铅盐沉淀法　　C. 碱溶酸沉法

D. 水蒸气蒸馏法　　E. 聚酰胺色谱法

4. 分离黄酮类化合物常用的方法有(　　)。

A. 水蒸气蒸馏法　　B. 升华法　　C. 聚酰胺色谱法

D. pH 梯度萃取法　　E. 硅胶柱色谱法

5. 下列关于 pH 梯度萃取法分离黄酮类化合物的说法中,正确的有(　　)。

A. 将总黄酮溶解在亲脂性有机溶剂中

B. 以不同碱度的碱液为萃取剂

C. 酸性弱的黄酮先被萃取出来

D. 适用于分离酸性强弱不同的苷元类

E. 适用于分离苷类和苷元类

第五章

皂苷类化合物

学习目标

- 掌握皂苷类化合物的定义、理化性质及提取、分离和鉴定方法。
- 熟悉皂苷类化合物的结构类型。
- 了解皂苷类化合物的分布和生物活性。

皂苷(saponin)是一类结构比较复杂的苷类化合物。它的水溶液经振摇后能产生大量持久性、似肥皂泡样的泡沫,且不因加热而消失,故名皂苷。皂苷在自然界中分布广泛,双子叶植物和单子叶植物中均有分布,常见于五加科、豆科、远志科、桔梗科、葫芦科、薯蓣科、百合科、玄参科等科的植物中。许多中药如人参、三七、柴胡、远志、甘草、桔梗、薯蓣、知母等的主要有效成分为皂苷类化合物。

皂苷具有多种生物活性,如薯蓣皂苷元可用作合成甾体避孕药和激素类药物的原料,人参皂苷和黄芪皂苷具有增强机体免疫功能的作用,柴胡皂苷具有镇静、止痛、解热和抗炎作用。此外,有些皂苷还具有抗菌、抗炎、抗肿瘤、免疫调节、降胆固醇、保肝、抗病毒、抗生育、杀软体动物等多种生物活性。

一、结构类型

皂苷由皂苷元和多分子的糖或糖醛酸缩合而成。常见的组成皂苷的糖有 *D*-葡萄糖、*D*-半乳糖、*L*-鼠李糖、*D*-木糖、*L*-阿拉伯糖、*D*-葡萄糖醛酸、*D*-半乳糖醛酸等,它们多以低聚糖形式与苷元缩合成苷。

皂苷结构复杂,有多种分类方法。按照皂苷分子中连接的糖链数目不同,皂苷可分为单糖链皂苷、双糖链皂苷和三糖链皂苷;根据皂苷元分子是否含有酸性基团如羧基,皂苷可分为酸性皂苷和中性皂苷;根据皂苷在植物体内的存在状态,皂苷可分为原生皂苷及次生皂苷。次生皂苷的产生是因为与皂苷共存于植物体内的酶可使低聚糖链部分水解,或双糖链皂苷水解成单糖链皂苷,皂苷转化为次生苷,即次生皂苷。

目前,最常用的分类方法是根据皂苷元的化学结构不同,将皂苷分成甾体皂苷和三萜皂苷两大类,皂苷的结构类型见表 5-1。

表 5-1 皂苷的结构类型

结构类型		结构特点	实例
	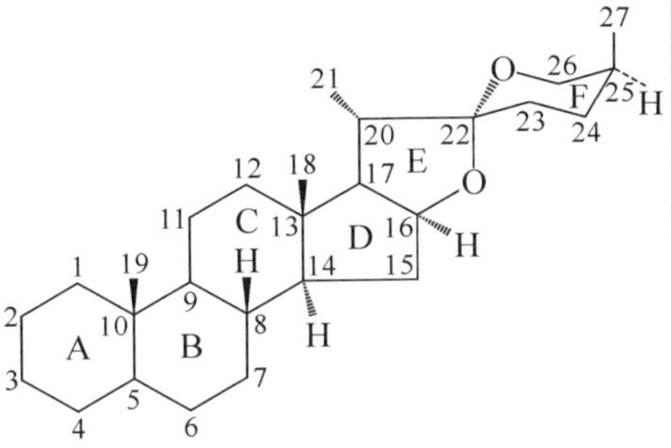 甾体皂苷	甾体皂苷元由27个碳原子组成。分子中含有六个环，其中A、B、C、D环为甾体母核，E、F环以螺缩酮的形式相连。一般C_3位连β-羟基并与糖结合成苷	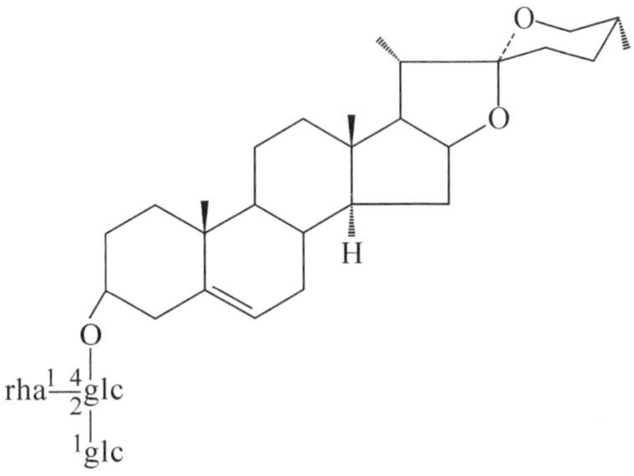 薯蓣皂苷
三萜皂苷 四环三萜皂苷	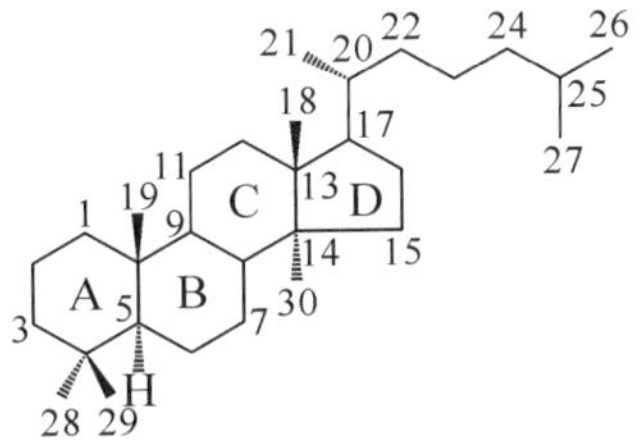 羊毛脂烷型	C_{18}位甲基连在C_{13}位	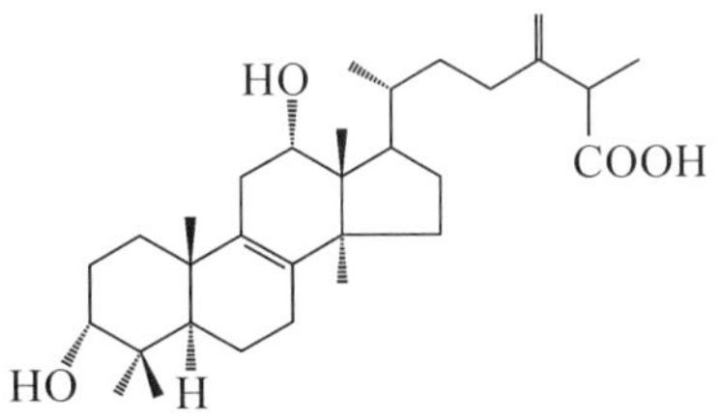 猪苓酸A
三萜皂苷 四环三萜皂苷	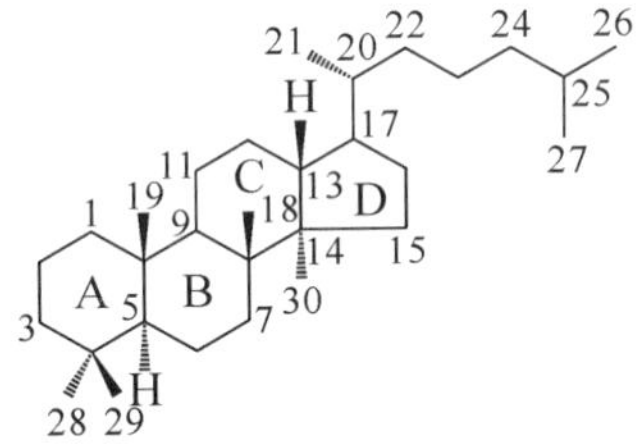 达玛烷型	C_{18}位甲基连在C_8位	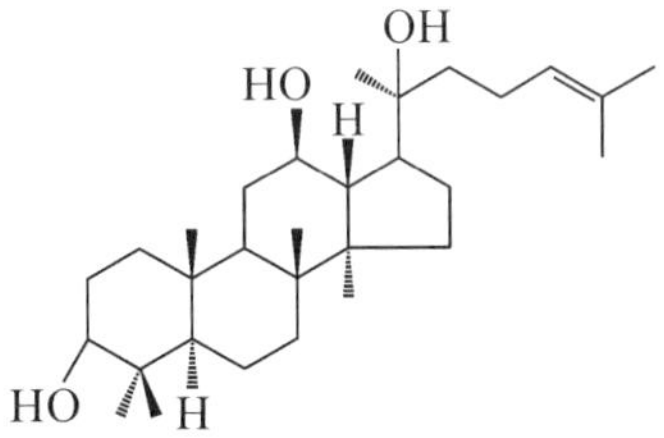 20(*S*)-原人参二醇
三萜皂苷 五环三萜皂苷	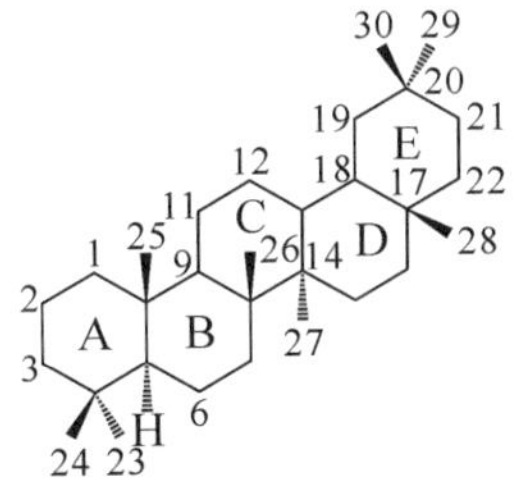 β-香树脂烷型(齐墩果烷型)	C_{29}、C_{30}位甲基分别连接在C_{19}、C_{20}位	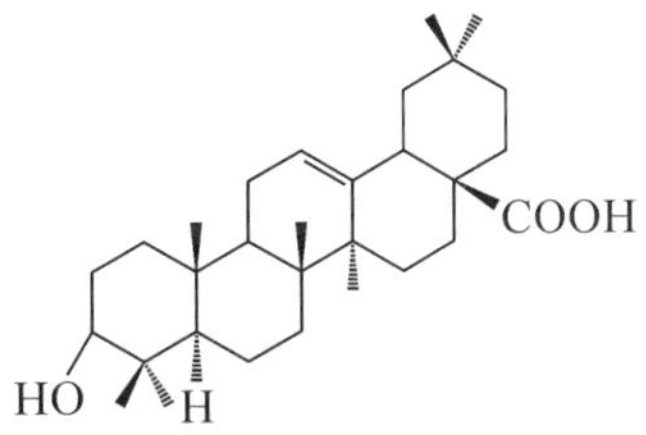 齐墩果酸

续表

结构类型			结构特点	实例
三萜皂苷	五环三萜皂苷	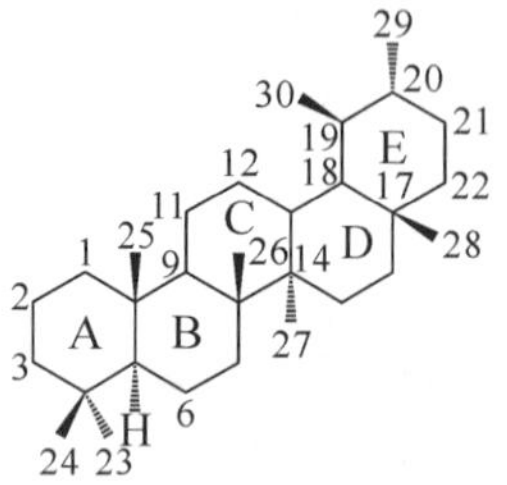 α-香树脂烷型(乌苏烷型)	C_{29}、C_{30}位均为偕二甲基，均连接在C_{20}位	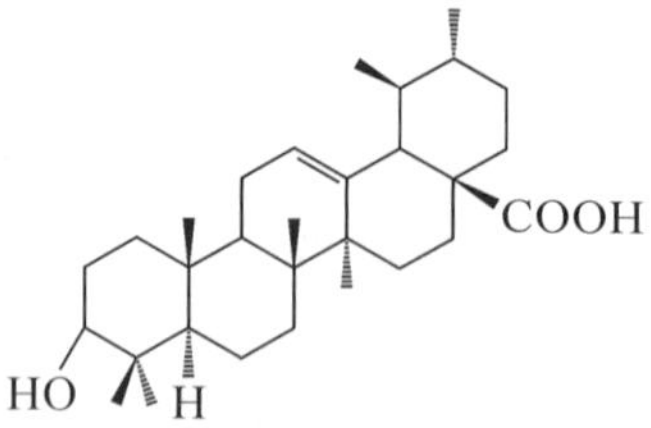 熊果酸
		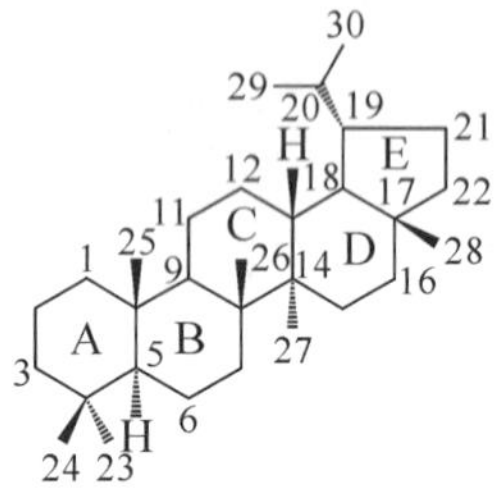 羽扇豆烷型	E环为五元环，在C_{19}位上有α-构型的异丙烯基或异丙烷取代	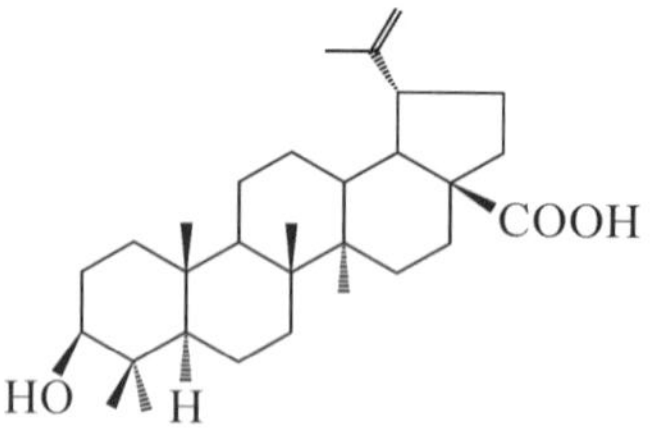 白桦脂酸

甾体皂苷分子中一般不含羧基，呈中性，故又称中性皂苷；三萜皂苷(尤其是五环三萜皂苷)分子中常有羧基，故又称酸性皂苷。

二、理化性质

(一)性状

皂苷分子量较大，多为无色或白色无定形粉末，不易结晶，仅少数为晶体，而皂苷元多为晶体。皂苷多具有吸湿性，故保存时需注意干燥。皂苷味多苦而辛辣，对黏膜有刺激性，尤以鼻黏膜最为敏感。有些皂苷可反射性刺激呼吸道黏液腺，稀释浓痰，使浓痰易于咳出，从而止咳化痰。少数皂苷如甘草皂苷有显著甜味，对黏膜刺激性也弱。皂苷熔点较高，常于熔融前分解，故无明显熔点。

(二)溶解性

大多数皂苷极性较大，一般可溶于水，易溶于热水、稀醇，难溶于丙酮、乙醚、苯等亲脂性有机溶剂。皂苷在含水正丁醇或戊醇中具有较大的溶解度，常利用此性质从皂苷的水溶液中用正丁醇或戊醇萃取，从而将皂苷与糖类、蛋白质等亲水性杂质分离。

皂苷水溶性的强弱因分子中连接的糖的数目不同而有差异，糖数目多则水溶性强，糖数目少则水溶性弱。皂苷水解生成次生皂苷后，因分子中糖的数目减少而极性降低，因而在水中的溶解度也降低，故易溶于中等极性的醇、丙酮、乙酸乙酯中。

皂苷元不溶于水，可溶于石油醚、苯、乙醚、三氯甲烷等亲脂性有机溶剂。皂苷有表面活性，有一定的助溶性能，可促进其他成分在水中的溶解。

(三)发泡性

皂苷具有表面活性，可用作乳化剂、去垢剂。皂苷可降低水溶液表面张力，其水溶液经强烈振摇后能产生大量持久性泡沫，泡沫不因加热而消失。蛋白质水溶液也可产生泡沫，但加热后蛋白质凝固、泡沫消失，可依此性质将二者分开。

利用皂苷的发泡性，可区分甾体皂苷与三萜皂苷，方法如下：取两支试管，分别加入 0.1 mol/L 的 HCl 溶液及 0.1 mol/L 的 NaOH 溶液各 5 ml，再各加皂苷水提液 0.5 ml，强力振摇 1 min，如两管的泡沫高度和持久性相同，则说明水提液中含三萜皂苷；若碱管的泡沫较酸管的泡沫高数倍，且持续时间长，则水提液中含甾体皂苷。

（四）溶血性

皂苷又称皂毒素，是因为大多数皂苷能与红细胞膜上的胆固醇结合，生成水不溶性分子复合物，破坏红细胞的正常渗透性，细胞内渗透压增高而破裂导致溶血。因此含有皂苷的中药制成静脉注射液时必须做溶血试验，皂苷口服无溶血作用，可能与其不被肠道吸收有关。皂苷溶血作用的强弱可用溶血指数来表示。溶血指数是指皂苷对同一动物来源的红细胞稀悬浮液，在同一等渗、缓冲条件及恒温下使血中红细胞完全溶解的最低溶血浓度。例如：薯蓣皂苷的溶血指数为 1∶400000，甘草皂苷的溶血指数为 1∶4000，洋菝葜皂苷的溶血指数为 1∶125000。溶血指数越小，溶血作用越强。注意人参总皂苷无溶血作用，但经分离后，B 型和 C 型人参皂苷有显著的溶血作用，而 A 型人参皂苷有抗溶血作用。

（五）显色反应

皂苷在无水条件下，与浓酸（硫酸、磷酸）、中强酸（三氯乙酸）或某些 Lewis 酸（三氯化锑、五氯化锑）作用，会产生颜色变化或呈现荧光。此类反应虽然比较灵敏，但专属性较差。常用的显色反应如下。

1. 醋酐-浓硫酸反应（Liebermann-Burchard 反应） 将皂苷溶于醋酐中，加入醋酐-浓硫酸（20∶1）数滴，呈现黄色→红色→紫色→蓝色→绿色的颜色变化。甾体皂苷颜色变化较快，最后呈现蓝绿色，而三萜皂苷只能转变为红色或紫色，不出现绿色。用此法可初步区分甾体皂苷和三萜皂苷。

2. 三氯甲烷-浓硫酸反应（Salkowski 反应） 将皂苷溶于三氯甲烷，加入浓硫酸后，三氯甲烷层呈红色或蓝色，浓硫酸层呈现绿色荧光。

3. 三氯乙酸反应（Rosen-Heimer 反应） 将皂苷的三氯甲烷溶液滴在滤纸上，喷 25%三氯乙酸乙醇溶液，甾体皂苷加热至 60 ℃，呈红色，后渐变为紫色；三萜皂苷加热到 100 ℃才显色。三氯乙酸较浓硫酸温和，可用作纸色谱显色剂。

4. 五氯化锑反应（Kahlenberg 反应） 皂苷与五氯化锑的三氯甲烷溶液反应呈红色、棕色或紫色。五氯化锑属于 Lewis 酸类试剂，与五烯碳正离子成盐而显色。此反应用三氯化锑结果相同。

5. 冰乙酸-乙酰氯反应（Tschugaeff 反应） 将试样溶于冰乙酸中，加乙酰氯数滴及氯化锌结晶数粒，稍加热，呈现淡红色或紫色。

三、提取与分离

（一）提取

1. 皂苷的提取 采用不同浓度的甲醇、乙醇作为提取溶剂，回收溶剂后，将残渣溶于水后过滤，滤液用石油醚、苯等亲脂性有机溶剂萃取，除去油脂、色素等脂溶性杂质，水层用正丁醇进行萃取，皂苷转溶于正丁醇中，而糖类等水溶性杂质留在水中，取正丁醇液，回收溶剂，即得粗总皂苷。本法为目前提取皂苷的通法。如：人参总皂苷的提取流程见图 5-1。

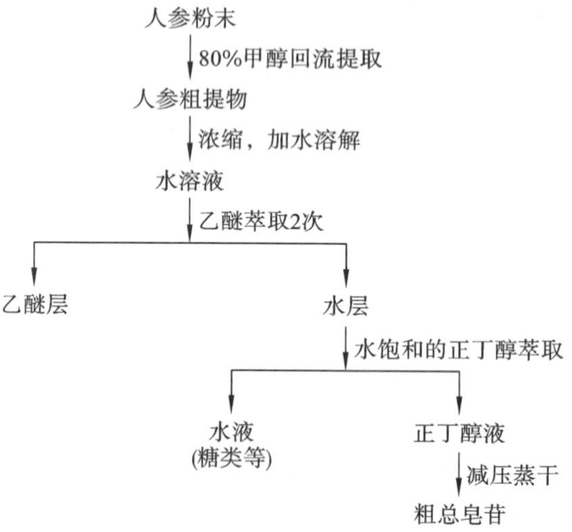

图 5-1　人参总皂苷的提取流程图

也可先用石油醚或苯对药材进行脱脂处理，除去油脂、色素后，再以甲醇或乙醇为溶剂加热提取。因多数皂苷难溶于冷甲醇或冷乙醇，故提取液冷却后皂苷可形成沉淀析出。或将醇提取液适当浓缩，再加入适量的丙酮或乙醚，皂苷也可沉淀析出。某些酸性皂苷可先加碱水溶解，再加酸酸化后沉淀析出，从而与其他成分分离。

2. 皂苷元的提取　皂苷元极性小，易溶于苯、三氯甲烷、石油醚等亲脂性有机溶剂，难溶于水。一般可将粗总皂苷加酸加热水解后，再用亲脂性有机溶剂萃取；也可直接将药材用酸水提取，使皂苷水解生成皂苷元，再用亲脂性有机溶剂萃取。

加酸水解皂苷时，要注意在剧烈的水解条件下，皂苷元可能发生异构化而得不到原始皂苷元，应适当缓和水解条件或改用温和的水解方法，也可先用酶水解再用酸水解，以缩短酸水解时间，此法还能提高皂苷元收率。

(二)分离

1. 溶剂沉淀法(分段沉淀法)　利用皂苷难溶于丙酮、乙醚等溶剂的性质，先将粗总皂苷溶于适量甲醇或乙醇中，逐滴加入丙酮、乙醚或丙酮-乙醚(1∶1)混合溶液，皂苷则按照极性由大到小的顺序依次以沉淀形式析出。

2. 胆固醇沉淀法　利用甾体皂苷可与胆固醇反应生成难溶性分子复合物的性质，将其与其他水溶性成分分离。先将粗总皂苷溶于少量乙醇中，加入胆固醇的饱和乙醇溶液直至不再析出沉淀(混合后需稍加热)，过滤、收集沉淀，依次用水、乙醇、乙醚洗涤沉淀，以除去糖类、色素、油脂及游离的胆固醇。将沉淀干燥后，用乙醚连续回流提取。此时甾体皂苷与胆固醇形成的分子复合物受热分解，胆固醇溶于乙醚中，残留物(沉淀)即为较纯的皂苷。

3. 色谱法　用以上方法分离精制后，除少数皂苷可获得单体成分外，一般只能除去大部分杂质，若需得到单体皂苷，常采用色谱法进行分离。

(1)分配色谱法：皂苷极性较大，用分配柱色谱分离效果较好。可用水饱和的硅胶作为支持剂，用三氯甲烷-甲醇-水等极性较大的溶剂系统进行梯度洗脱。

(2)吸附色谱法：常用硅胶作为吸附剂，分离亲脂性皂苷元和少数皂苷，用苯、三氯甲烷、甲醇等混合溶剂梯度洗脱，可依次得到极性由小到大的皂苷元。

(3)高效液相色谱法：多采用反相柱色谱，用甲醇-水或乙腈-水等混合溶剂为流动相，分离和纯化皂苷的效果较好。

(4)大孔树脂吸附法：本法结合吸附性和分子筛两种原理进行分离。吸附性主要来源于范德瓦尔斯力或氢键作用力；大孔树脂的多孔性结构决定了其分子筛的特点。被分离的成分根据其分子的大小不同和吸附性的差异而分离。使用过的树脂可经处理后再生。将皂苷的甲醇提取物用水溶解，上大孔吸附树脂柱，先用水洗去糖类杂质，再用乙醇梯度洗脱。初步分离后，还需进一步用硅胶柱色谱或高效液相色谱分离得到皂苷单体。

四、鉴定

(一)薄层色谱

亲水性强的皂苷用分配色谱效果较好，常用水饱和的正丁醇、正丁醇-乙酸乙酯-水(4∶1∶5)、乙酸乙酯-吡啶-水(3∶1∶3)等作为展开剂。皂苷元和亲脂性强的皂苷用吸附色谱或分配色谱均可，如以硅胶为吸附剂，可采用亲脂性较强的展开剂如苯-乙酸乙酯(1∶1)、环己烷-乙酸乙酯(1∶1)、苯-丙酮(1∶1)、三氯甲烷-丙酮(95∶5)等。分离酸性皂苷时，应在展开剂中加少量酸，以避免产生拖尾现象。

薄层色谱常用的显色剂有三氯乙酸、浓硫酸或50%硫酸、三氯化锑或五氯化锑、醋酐-浓硫酸及磷钼酸等试剂。

(二)纸色谱

亲水性强的皂苷，多以水为固定相，展开剂的极性也相应增大。常用的展开剂有水饱和的正丁醇、正丁醇-乙醇-水(9∶2∶9)、正丁醇-乙酸-水(4∶5∶1)等。亲水性弱的皂苷多以甲酰胺为固定相，以甲酰胺饱和的三氯甲烷或苯为展开剂。纸色谱的显色剂常用磷钼酸、三氯化锑或五氯化锑等试剂。

目标检测

参考答案

一、单项选择题

1. 三萜皂苷元中碳原子的个数是(　　)。

A. 27 个　　B. 30 个　　C. 23 个　　D. 24 个

2. 下列皂苷中具有甜味的是(　　)。

A. 人参皂苷　　B. 甘草皂苷　　C. 柴胡皂苷　　D. 知母皂苷

3. 下列成分的水溶液振摇后能产生大量持久性泡沫，并不因加热而消失的是(　　)。

A. 蛋白质　　B. 黄酮苷　　C. 蒽醌苷　　D. 皂苷

4. 不符合皂苷通性的是(　　)。

A. 为白色结晶　　B. 多有溶血作用且作用强弱不同

C. 具有黏膜刺激性　　D. 振摇后能产生泡沫

5. 加入胆固醇的饱和溶液使某些皂苷和其形成沉淀，过滤、收集沉淀后，将沉淀用乙醚回流提取，则以沉淀形式析出来的是(　　)。

A. 皂苷　　B. 胆固醇

C. 皂苷和胆固醇形成的化合物　　D. 水溶性杂质

6. 皂苷难溶于其中的溶剂是(　　)。

A. 三氯甲烷　　B. 甲醇　　C. 乙醇　　D. 正丁醇

7. 分段沉淀法分离皂苷类成分，是利用混合物(　　)。

A. 极性的差异　B. 酸性的差异　C. 分子大小的差异　D. 碱性的差异

8. 从水提取液中萃取皂苷的常用萃取剂是(　　)。

A. 丙酮　B. 乙醚　C. 乙酸乙酯　D. 正丁醇

9. Liebermann-Burchard 反应所使用的试剂是(　　)。

A. 三氯甲烷-浓硫酸　B. 三氯乙酸

C. 香草醛-浓硫酸　D. 醋酐-浓硫酸

10. 含皂苷的中药制成下列何种剂型时必须做溶血试验？(　　)

A. 片剂　B. 颗粒剂　C. 冲剂　D. 注射剂

二、多项选择题

1. 按皂苷元的化学结构不同可将皂苷分为(　　)。

A. 甾体皂苷　B. 单糖链皂苷　C. 三萜皂苷

D. 次生皂苷　E. 双糖链皂苷

2. 皂苷可溶于下列哪些溶剂？(　　)

A. 含水稀醇　B. 正丁醇　C. 热水

D. 乙醚　E. 三氯甲烷

3. 皂苷具有下列哪些性质？(　　)

A. 吸湿性　B. 发泡性　C. 溶血性

D. 无明显熔点　E. 味苦辛辣及刺激性

4. 区别三萜皂苷和甾体皂苷的方法有(　　)。

A. 泡沫反应　B. 三氯甲烷-浓硫酸反应　C. 溶血试验

D. 三氯乙酸反应　E. 醋酐-浓硫酸反应

5. 精制皂苷时，将粗总皂苷溶于甲醇，然后加什么溶剂可使皂苷析出？(　　)

A. 水　B. 丙酮　C. 甲醇

D. 乙醚　E. 乙醚-丙酮(1∶1)

第六章

强心苷

学习目标

- ◆ 掌握强心苷的结构特点、分类、显色反应。
- ◆ 熟悉强心苷的性状、溶解性、水解性，以及原生苷与次生苷的提取和分离方法。
- ◆ 了解强心苷的定义、分布与生物活性。

强心苷(cardiac glycoside)是由具有甾体母核的强心苷元与糖缩合成的一类具有强心作用的甾体苷类化合物。它们能选择性地作用于心脏，适当剂量能增强心肌收缩力，常用于治疗急、慢性充血性心力衰竭和节律障碍等心脏疾病。

强心苷在自然界分布广泛，主要存在于一些有毒植物中，如毛花洋地黄、黄花夹竹桃、铃兰、毒毛旋花子、海葱等，尤其在玄参科和夹竹桃科植物中含量液多，其他如十字花科、卫矛科、桑科等科的植物中也有。强心苷主要以苷的形式存在于植物的果、叶或根中。在动物体内至今尚未发现强心苷类成分。中药蟾酥所含的强心成分为蟾毒配基及其与脂肪酸或氨基酸形成的酯类，因不结合糖，故不属于苷类。

强心苷对心脏具有显著的生理活性，能直接增强心肌收缩力、减慢心率和影响心肌电生理特性，可用于治疗充血性心力衰竭及心律失常等心脏疾病。但强心苷能兴奋延髓催吐化学感受区而引起恶心、呕吐等胃肠道反应，能影响中枢神经系统从而引起眩晕、头痛等，且过量服用有使心肌发生收缩性停止而致死的危险。

一、结构类型

(一)强心苷元部分

强心苷元属于 C_{17} 侧链为不饱和内酯环的甾体化合物。

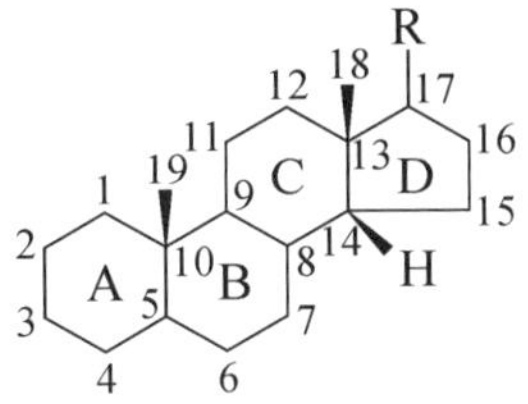

R＝五元或六元不饱和内酯环

强心苷元

甾体母核由 C_1～C_{17} 组成 A、B、C、D 四个环，B/C 环皆为反式稠合，C/D 环皆为顺式稠合，A/B 环两种稠合方式皆有，但以顺式稠合较多。

依据 C_{17} 位连接的不饱和内酯环的特点，强心苷元可分为两类，见表 6-1。

表 6-1　强心苷的结构类型

结构类型	结构特点	实　　例
强心甾烯类 (甲型强心苷元) (此类较多)	C_{17}位连接五元不饱和内酯环	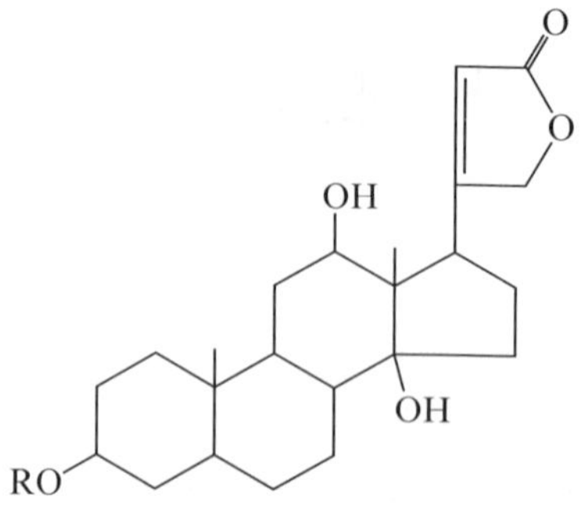 毛花洋地黄苷丙 R=(洋地黄毒糖)$_2$-3-乙酰洋地黄毒糖-葡萄糖
海葱甾二烯类 (蟾蜍甾二烯类) (乙型强心苷元) (此类较少)	C_{17}位连接六元不饱和内酯环	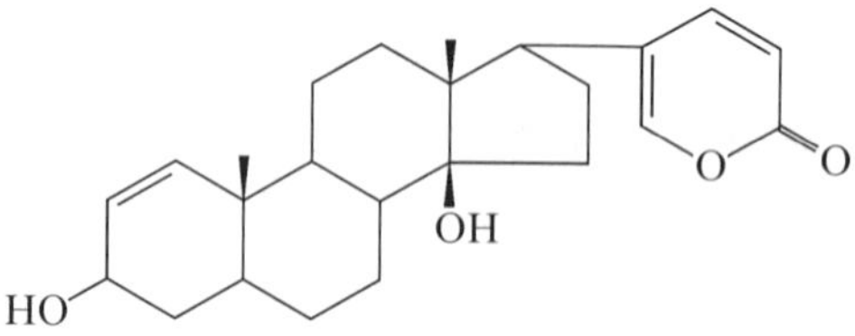 海葱苷元

(二)糖部分

根据强心苷中连接的糖分子C_2位上有无羟基，强心苷的糖部分可分为α-去氧糖和α-羟基糖两种，其中α-去氧糖常见于强心苷中，在其他苷中较少见，是强心苷区别于其他苷类成分的一个重要特征。

1. α-羟基糖(2-羟基糖)　除植物界常见的*D*-葡萄糖(*D*-glucose)外，还包括6-二去氧糖、6-二去氧糖甲醚。如*L*-鼠李糖(*L*-rhamnose)、*D*-鸡纳糖(*D*-quinovose)、*L*-黄花夹竹桃糖(*L*-thevetose)、*D*-洋地黄糖(*D*-digitalose)等。

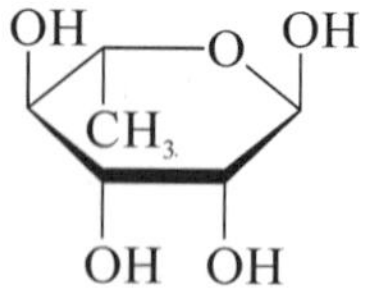

L-鼠李糖

2. α-去氧糖　主要包括2,6-二去氧糖、2,6-二去氧糖甲醚。如*D*-洋地黄毒糖(*D*-digitoxose)、*D*-加拿大麻糖(*D*-cymarose)、*L*-夹竹桃糖(*L*-oleandrose)等。

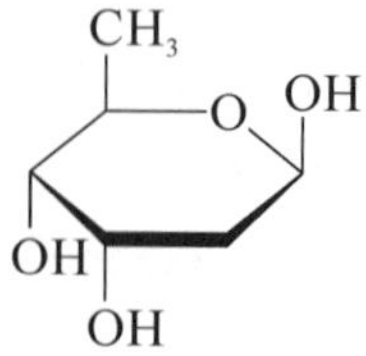

D-洋地黄毒糖

(三)糖和苷元的连接方式

强心苷多为单糖链苷,糖链大多与苷元 C_3 上的羟基缩合。根据与苷元直接相连的糖的种类不同,可将强心苷分为以下三种类型:

Ⅰ型:苷元-(2,6-二去氧糖)$_x$-(*D*-葡萄糖)$_y$(其中 $x=1\sim3$,$y=1\sim2$),如紫花洋地黄苷 A(purpurea glycoside A)、毒毛花苷 K(strophanthoside K)。

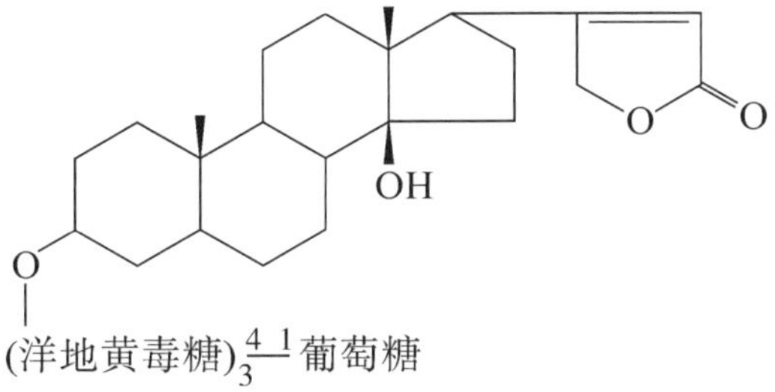

紫花洋地黄苷A

Ⅱ型:苷元-(6-去氧糖)$_x$-(*D*-葡萄糖)$_y$(其中 $x=1\sim3$,$y=1\sim2$),如黄花夹竹桃苷 A(thevetin A)。

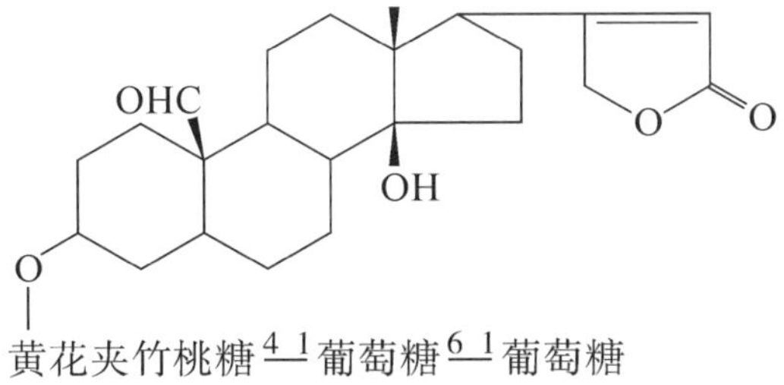

黄花夹竹桃苷A

Ⅲ型:苷元-(*D*-葡萄糖)$_y$(其中 $y=1\sim2$),如乌沙苷(uzarin)。

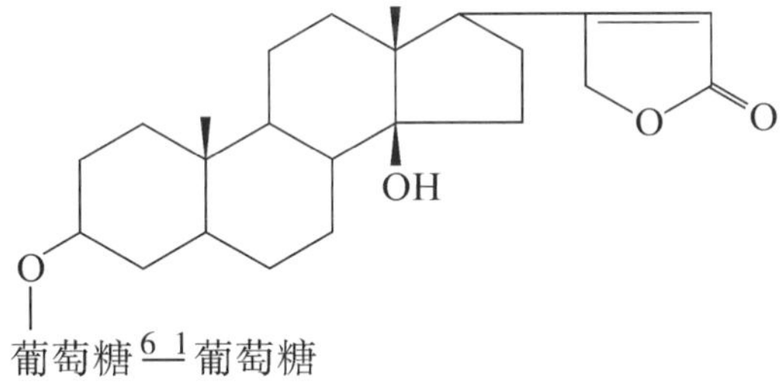

乌沙苷

天然存在的强心苷以Ⅰ、Ⅱ型较多,Ⅲ型较少。

二、理化性质

(一)性状

强心苷大多是无色结晶或无定形粉末,具有旋光性,对黏膜有刺激性,C_{17} 侧链为 β-构型时,味苦,为 α-构型时,味不苦,但无活性。

(二)溶解性

强心苷一般可溶于水、甲醇、乙醇、丙酮等极性较大的溶剂,微溶于乙酸乙酯、含醇的三氯甲烷,难溶于乙醚、苯、石油醚等弱极性有机溶剂。强心苷的溶解性与糖的种类、数目及苷元分子中所含羟基的数目有关。原生苷由于所含糖基数目多且具有葡萄糖,比次生苷和苷元亲水性强，可溶于水、醇等溶剂；次生苷亲水性减弱，可溶于乙酸乙酯、含水三氯甲烷、三氯甲烷-乙醇(4∶1)等溶剂。

在比较溶解性时，除了考虑糖的种类及数目外，还要注意苷元中羟基的数目对整个分子溶解性的影响，羟基越多，亲水性越强。如乌本苷(乌本苷元-3-*L*-鼠李糖)虽是单糖苷，却有8个羟基，水溶性大(1∶75)，难溶于三氯甲烷；洋地黄毒苷虽为三糖苷，但整个分子中只有5个羟基，因此难溶于水(1∶100000)，而易溶于三氯甲烷(1∶40)。若强心苷元上的羟基所处位置易形成分子内氢键，则水溶性减小。

(三)水解性

强心苷的苷键可被酸、酶水解，酯和内酯结构易被碱水解。

1. 酸催化水解 分为温和酸水解法和强烈酸水解法。

(1)温和酸水解法：用稀酸如0.02～0.05 mol/L的盐酸或硫酸，在含水醇中经短时间(半小时至数小时)加热回流，能将Ⅰ型强心苷水解成苷元和糖。此法特点是能使苷元与α-去氧糖之间、α-去氧糖与α-去氧糖之间的苷键水解断裂，但α-去氧糖与α-羟基糖之间、α-羟基糖与α-羟基糖之间的苷键不断裂，故水解产物为苷元和糖(α-去氧糖、双糖或三糖等)。

需要注意的是，本法虽反应条件温和，但C_{16}位甲酰基依然可被水解，因而得不到原有结构的苷元，因此本法不适用于C_{16}位有甲酰基的洋地黄强心苷类的提取。

(2)强烈酸水解法：Ⅱ型和Ⅲ型强心苷的糖均非2,6-二去氧糖，需用3%～5%的盐酸或硫酸水解。水解时酸度提高的同时，延长水解时间或同时加压，可使苷元与糖之间及糖与糖之间的苷键全部水解。但由于反应条件剧烈，苷元容易脱水生成脱水苷元从而发生结构破坏而得不到原有结构的苷元。

紫花洋地黄苷A采用温和酸水解法和强烈酸水解法得到的水解产物不同，见图6-1。

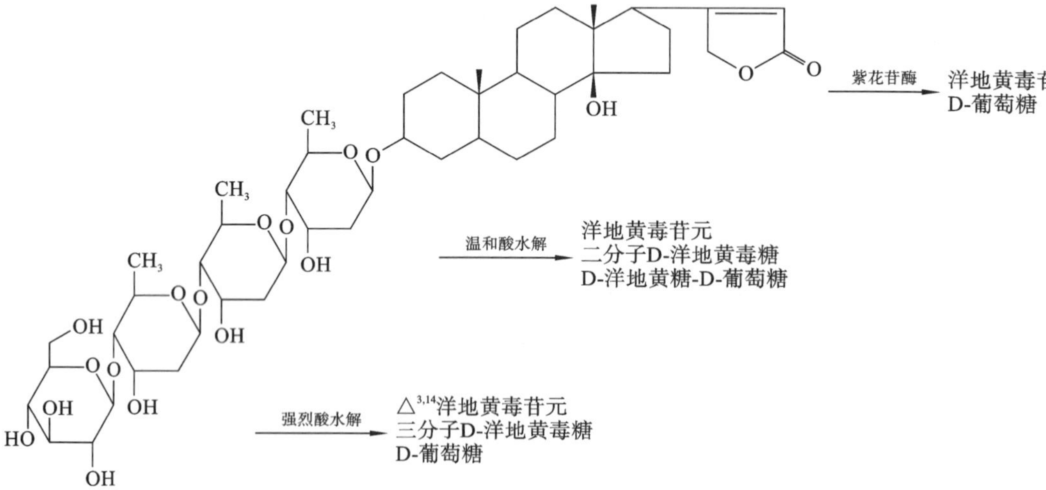

图6-1 紫花洋地黄苷A的水解

2. 碱催化水解 碱性试剂不能使强心苷的苷键水解，但可使分子中的酰基水解、内酯环开裂。其中2,6-二去氧糖上的酰基最易被碱水解脱去，可用碳酸氢钠(钾)使之水解；其次是羟基糖和苷元上的酰基，须用氢氧化钙(钡)处理方能除去。内酯环的水解难度则相对大些。

在各种水解强心苷的碱性试剂中，碳酸氢钠、碳酸氢钾只能使α-去氧糖上的酰基水解；氢氧化钙、氢氧化钡不仅能水解α-去氧糖上的酰基，而且能水解羟基糖和苷元上的酰基。

氢氧化钠、氢氧化钾由于碱性太强，不仅能使上述苷元和糖上的所有酰基都水解，还能使强心苷的内酯环开环。内酯环在氢氧化钠、氢氧化钾的水溶液中可开环，酸化后重新闭环，为可逆反应。但在氢氧化钠、氢氧化钾的醇溶液中开环并发生异构化，反应不可逆。因此在提取、分离强心苷时，应避免长时间用过强的碱处理，防止强心苷结构发生改变。

3. 酶催化水解 酶催化水解具有专属性，在含强心苷的植物体内，只含有可水解葡萄糖的酶，其不能使苷元与去氧糖之间的苷键及去氧糖与去氧糖之间的苷键水解，故只能水解去掉分子中的葡萄糖而保留 α-去氧糖生成次生苷，如紫花洋地黄苷 A 的水解（图 6-1）。

植物中的酶并不是能使所有强心苷都发生酶解反应，此时，可选择其他的酶，如纤维素酶、蜗牛消化酶等。尤其蜗牛消化酶是一种混合酶，几乎能水解所有苷键，能将强心苷分子中的糖链逐个水解，直到获得苷元。

（四）显色反应

从强心苷的结构上看，可根据其甾体母核、不饱和内酯环和 α-去氧糖这三个部分的特殊化学反应来选择相应的试剂。

1. 甾体母核的反应 一般在无水条件下，强心苷可与强酸（如盐酸、硫酸）、中等强度酸（如磷酸、三氯乙酸）或 Lewis 酸（如三氯化锑、五氯化锑）作用产生不同的颜色或荧光。常用的显色反应如下：

（1）醋酐-浓硫酸反应（Liebermann-Burchard 反应）：将试样溶于冰乙酸，加浓硫酸-醋酐（1：20），反应液发生黄色→红色→紫色→蓝色→绿色的颜色变化，最后褪色。

（2）三氯甲烷-浓硫酸反应（Salkowski 反应）：将试样溶于三氯甲烷，沿试管壁滴加浓硫酸，三氯甲烷层呈血红色或青色，硫酸层显绿色荧光。

（3）冰乙酸-乙酰氯反应（Tschugaeff 反应）：将试样溶于冰乙酸中，加乙酰氯数滴及氯化锌结晶数粒，稍加热，呈现淡红色或紫色。

（4）五氯化锑反应（Kahlenberg 反应）：将试样的醇溶液点于滤纸上，喷 20％五氯化锑（或三氯化锑）的三氯甲烷溶液（不含乙醇和水），干燥后于 60～70 ℃加热 3～5 min，滤纸相应部位显蓝色、灰蓝色、蓝紫色。

2. C_{17}位上不饱和内酯环的颜色反应 甲型强心苷在碱性醇溶液中，由于五元不饱和内酯环上的双键转位而形成活性亚甲基，能够与某些试剂反应而显色。乙型强心苷在碱性醇溶液中不能产生活性亚甲基，因而不发生此类反应。可利用此性质区分甲型强心苷与乙型强心苷，这些可使甲型强心苷显色的试剂可以作为薄层色谱或纸色谱的显色剂。常用的显色反应如下：

（1）3，5-二硝基苯甲酸试剂反应（Kedde 反应）：取样品的乙醇提取液 1 ml，加入 3，5-二硝基苯甲酸试剂（将 2％的 3，5-二硝基苯甲酸醇溶液和 2 mol/L 氢氧化钾溶液等量混合）3～4 滴，反应液呈红色或深红色。

（2）碱性苦味酸试剂反应（Baljet 反应）：取样品的乙醇提取液 2 ml，加入碱性苦味酸试剂（1％苦味酸甲醇或乙醇溶液与 5％氢氧化钠水溶液等量混合）数滴，放置 15 min，反应液显橙色或橙红色。

（3）亚硝酰铁氰化钠试剂反应（Legal 反应）：取样品乙醇提取液 2 ml，水浴上蒸干，残渣用 1 ml 吡啶溶解，加入 3％亚硝酰铁氰化钠溶液和 2 mol/L 氢氧化钠溶液各 2 滴，反应液呈深红色并逐渐褪去。

（4）间二硝基苯试剂反应（Raymond 反应）：将样品 1 mg 溶于少量 50％乙醇溶液，加 1％间二硝基苯的乙醇溶液 2 滴，摇匀后再加 20％氢氧化钠溶液数滴，反应液呈紫红色。间二硝基苯试剂可作为纸色谱的显色剂。

3. α-去氧糖的颜色反应

(1)三氯化铁-冰乙酸反应(Keller-Kiliani 反应，又称 K-K 反应)：将样品溶于冰乙酸中，加20%三氯化铁溶液1滴后，沿试管壁徐徐加入浓硫酸，观察界面和乙酸层的颜色变化。如有α-去氧糖存在，乙酸层(上层)显蓝色或蓝绿色，界面的颜色随浓硫酸对苷元所起的作用而逐渐向下层扩散，具体颜色随苷元上羟基和双键的位置和数目不同而异。

此反应为α-去氧糖的特征反应，含游离α-去氧糖及在此条件下能水解出游离α-去氧糖的苷都能显色。但α-去氧糖与葡萄糖或其他羟基糖连接的二糖、三糖及其与强心苷元形成的苷类，因在此条件下难以水解出α-去氧糖，故不呈色。若此反应为阴性，不能完全肯定试样结构中不含α-去氧糖，故反应结论须慎重。

(2)对二甲氨基苯甲醛反应：将样品的醇溶液点于滤纸上，喷对二甲氨基苯甲醛试剂(1%对二甲氨基苯甲醛的乙醇溶液-浓盐酸，4∶1)，于90 ℃加热30 min，若分子中有α-去氧糖，则可显灰红色斑点。

(3)呫吨氢醇试剂反应(Xanthydrol 反应)：取试样少许，加入呫吨氢醇试剂(10 mg 呫吨氢醇溶于100 ml 冰乙酸中，再加入1 ml 浓硫酸)1 ml，沸水浴加热3 min，只要分子中有α-去氧糖，无论是游离的还是与其他糖连接，均能显红色。本反应非常灵敏，还可用于定量分析。

(4)过碘酸-对硝基苯胺反应：过碘酸能将强心苷分子中的α-去氧糖氧化生成丙二醛，再与对硝基苯胺缩合而呈黄色。本反应亦可作为薄层色谱和纸色谱的显色反应。

三、提取与分离

(一)提取

强心苷类成分在植物体内含量一般都比较低(1%以下)，且同一植物中常含有几个乃至数十个结构、性质均相似的强心苷，同时由于植物体内酶的作用还可生成相应的次生苷，故提取液成分较复杂。另外，强心苷常与糖类、皂苷、色素、鞣质等成分共存，这往往能影响或改变强心苷在许多溶剂中的溶解性。这些都增加了提取与分离工作的难度。

1. 原生苷的提取 提取原生苷时，首先要注意抑制酶的活性，防止酶解。原料须新鲜，采集后要低温快速干燥，保存期间要注意防潮。可用乙醇提取来破坏酶的活性，通常以70%～80%的乙醇溶液为提取溶剂，如毛花苷C的提取。也可加入硫酸铵等无机盐使酶变性，再选择溶剂提取。同时要避免酸、碱的影响。

2. 次生苷的提取 有些次生苷的药理活性较高，且毒副作用低。提取次生苷时，要利用酶的活性，可将药材粉末加适量水拌匀润湿后，在30～40 ℃保持6～12 h甚至12 h以上进行发酵酶解，或采用适当的化学方法降解，再用乙酸乙酯或乙醇提取次生苷。

3. 提取液的纯化 若原料为种子类药材或含脂类杂质较多，需先用石油醚或汽油脱脂处理后再提取；若原料为地上部分，可用析胶法除去所含的叶绿素，即将醇提取液浓缩后静置，使叶绿素等脂溶性杂质形成胶状沉淀析出，过滤除去，也可采用活性炭吸附除去叶绿素。

提取液中共存的糖、皂苷、水溶性色素、鞣质及酸性、酚性物质等可用氧化铝、聚酰胺吸附法或铅盐沉淀法除去，但需注意强心苷也有可能被吸附而损失。同时还要注意强心苷易受酸、碱的作用，从而发生水解、脱水或异构化，生理活性降低，故应尽量避免提取过程中酸或碱的影响。

提取液经上述初步除杂后，可用三氯甲烷和不同比例的三氯甲烷-甲醇(乙醇)溶液依次萃取，将强心苷按极性大小不同分为若干部分，但每一部分仍为极性相似强心苷的混合物，需做进一步分离。

(二)分离

1. 两相溶剂萃取法 两相溶剂萃取法是利用混合物中各成分在两种互不相溶(或微溶)的溶剂中分配系数不同而达到分离的方法。分配系数(K)是指在一定的温度和压力下，某物质溶解在两种互不相溶的溶剂中，当达到溶解平衡时，该物质在两种溶剂中的浓度之比。分配系数可用下式表示：

$$K=C_U/C_L$$

式中，K 表示分配系数；C_U表示溶质在上相溶剂中的浓度；C_L表示溶质在下相溶剂中的浓度。

混合物中各种成分在同一两相溶剂系统中的分配系数差异越大越好。可利用强心苷在两种互不相溶的溶剂中分配系数的不同而分离。例如毛花洋地黄总苷中甲、乙、丙的分离，由于苷丙与苷甲、苷乙在三氯甲烷中溶解度有差异，用两相溶剂萃取法可将苷丙从总苷中分离出来。

2. 色谱法 由于混合强心苷的组成复杂，往往需要几种方法配合使用，尤其结合各种色谱法进一步分离。对于亲脂性强的强心苷及苷元，可选用硅胶吸附色谱进行分离，用苯-甲醇或三氯甲烷-甲醇为洗脱剂，进行梯度洗脱；对于亲脂性弱的强心苷，可选用分配色谱进行分离，用硅胶、硅藻土、纤维素作为支持剂，以三氯甲烷-甲醇-水或乙酸乙酯-甲醇-水作为洗脱剂，进行梯度洗脱。高效液相色谱法用于成分复杂或低含量强心苷能获得较好的分离效果。

四、鉴定

色谱法是分离和鉴定强心苷的一种重要手段。

(一)纸色谱

用纸色谱鉴定强心苷，常用的溶剂系统为三氯甲烷、乙酸乙酯、苯、甲苯等有机溶剂与水组成的混合溶剂，有时在混合溶剂中加入适量的乙醇以增加展开剂的极性，此法常用于对弱亲脂性强心苷的鉴定。

对于亲脂性较强的强心苷类，可预先将滤纸用甲酰胺(20%～50%的甲酰胺丙酮溶液)或丙二醇处理后作为固定相，以甲酰胺饱和的苯、甲苯或苯-三氯甲烷(9∶1)作为移动相，这样可以获得较满意的分离效果。对于亲脂性较弱的强心苷，也可用甲酰胺为固定相，只是移动相的极性增大，如二甲苯-丁酮-甲酰胺(25∶25∶2)、三氯甲烷-四氢呋喃-甲酰胺(50∶50∶6.5)等溶剂系统。对于亲水性强的强心苷类，宜用水处理的滤纸作为固定相，以水饱和的丁酮或丁醇-甲苯-水(6∶3∶1)为展开剂，这样可获得满意的分离效果。

(二)薄层色谱

强心苷的薄层色谱有吸附薄层色谱和分配薄层色谱。

吸附薄层色谱常用的吸附剂有硅胶和反相硅胶。在硅胶薄层色谱中，分离效果较好的溶剂系统有二氯甲烷-甲醇-甲酰胺(80∶19∶1)、乙酸乙酯-甲醇-水(80∶5∶5)。在反相硅胶薄层色谱中，可用甲醇-水和三氯甲烷-甲醇-水等溶剂系统展开，这些展开剂中往往含有少量的水或甲酰胺，可以减少拖尾现象。

分配薄层色谱分离强心苷可获得更为满意的效果，所得斑点集中。常用硅胶、硅藻土、纤维素为支持剂，用甲酰胺、10%～15%甲酰胺的丙酮溶液、二甲基甲酰胺等作为固定相。溶剂系统的选择类似纸色谱。

强心苷的纸色谱或薄层色谱常用的显色剂如下：碱性3,5-二硝基苯甲酸试剂，喷洒后，显红色，放置后褪色；碱性苦味酸试剂，喷洒后于90～100 ℃加热4～5 min，显橙红色；三氯乙酸-氯胺T，喷洒后于90 ℃加热数分钟，紫外灯下观察显黄绿色、蓝色、灰蓝色荧光。

目标检测

参考答案

一、单项选择题

1. 用于区别甲型和乙型强心苷元的反应是(　　)。
A. 醋酐-浓硫酸反应　　B. 香草醛-浓硫酸反应
C. 3,5-二硝基苯甲酸反应　　D. 三氯乙酸反应

2. 提取强心苷的常用溶剂是(　　)。
A. 正丁醇　　B. 70%乙醇溶液　　C. 30%乙醇溶液　　D. 酸水

3. 不能作用于强心苷甾体母核的反应是(　　)。
A. 醋酐-浓硫酸反应　　B. 三氯乙酸-氯胺 T 反应
C. 磷酸反应　　D. 三氯化锑反应

4. 从水中萃取强心苷采用的试剂是(　　)。
A. 乙醇　　B. 乙醚　　C. 三氯甲烷　　D. 正丁醇

5. 与三氯化铁-冰乙酸反应为阳性的化合物是(　　)。
A. 紫花洋地黄苷 A　　B. 乌沙苷
C. 毒毛花苷 K　　D. 黄花夹竹桃苷 A

6. 强心苷元区别于其他甾体化合物的结构特征是(　　)。
A. 母核　　B. 葡萄糖
C. 6-去氧糖　　D. C_{17}位不饱和内酯环

7. 甲型强心苷和乙型强心苷结构上的区别是(　　)。
A. 甾体母核的稠合方式　　B. C_{10}取代基
C. C_{13}取代基　　D. C_{17}取代基

8. 下列哪个反应不能用于强心苷的鉴定?(　　)
A. 醋酐-浓硫酸反应　　B. 五氯化锑反应
C. 变色酸-浓硫酸反应　　D. 三氯甲烷-浓硫酸反应

9. α-去氧糖常见于(　　)。
A. 强心苷　　B. 香豆素苷　　C. 木脂素苷　　D. 皂苷

10. Ⅰ型强心苷的水解中,用下列何法进行水解时苷元结构不发生变化?(　　)
A. 0.02～0.05 mol/L 盐酸　　B. 3%～5%盐酸
C. NaOH 溶液　　D. $NaHCO_3$溶液

11. 下列苷最易被水解的是(　　)。
A. 2-羟基糖苷　　B. 2-去氧糖苷
C. 6-羟基糖苷　　D. 6-去氧糖苷

12. 水解Ⅱ型强心苷时,常用的酸的浓度为(　　)。
A. 3%～5%　　B. 6%～10%
C. 10%～20%　　D. 30%～50%

13. 采用 0.02～0.05 mol/L 盐酸水解强心苷,能切断的苷键是(　　)。
A. 所有的苷键　　B. 葡萄糖与去氧糖之间的苷键

C. 葡萄糖之间的苷键
D. 苷元与 2-去氧糖或 2-去氧糖与 2-去氧糖之间的苷键

14. 紫花洋地黄苷 A 用强烈酸水解法得到的糖是(　　)。
A. *D*-洋地黄毒糖
B. *D*-洋地黄毒糖＋洋地黄双糖
C. *D*-洋地黄毒糖＋*D*-葡萄糖
D. 洋地黄双糖

15. 可使甲型强心苷内酯环开裂,酸化后又重新环合的条件是(　　)。
A. KOH 醇溶液
B. HCl 醇溶液
C. $Ca(OH)_2$水溶液
D. KOH 水溶液

二、多项选择题

1. 紫花洋地黄苷 A 的温和酸水解产物有(　　)。
A. 洋地黄毒苷
B. 洋地黄毒糖
C. 洋地黄毒苷元
D. 葡萄糖
E. 洋地黄双糖

2. 强心苷的性状为(　　)。
A. 结晶或无定形粉末
B. 有旋光性
C. 对黏膜有刺激性
D. 无色
E. 味苦

3. 3%～5%的盐酸或硫酸能水解的苷键是(　　)。
A. α-氧糖和 α-去氧糖之间的苷键
B. α-去氧糖和葡萄糖之间的苷键
C. 苷元和 α-去氧糖之间的苷键
D. 苷元和 α-羟基糖之间的苷键
E. 葡萄糖之间的苷键

4. 氢氧化钠醇溶液可使强心苷(　　)。
A. 内酯环开裂
B. 所有苷键断裂
C. 糖上的酰基水解
D. 苷元上的酰基水解
E. 生成脱水苷元

5. 可使强心苷元上的酰基水解的碱是(　　)。
A. 碳酸氢钠
B. 碳酸氢钾
C. 氢氧化钙
D. 氢氧化钡
E. 氢氧化钠

6. 作用于强心苷甾体母核的反应有(　　)。
A. 醋酐-浓硫酸反应
B. α-萘酚-浓硫酸反应
C. 亚硝酰铁氰化钠反应
D. 三氯甲烷-浓硫酸反应
E. 三氯化锑反应

7. 影响强心苷溶解性能的因素有(　　)。
A. 糖基的种类
B. 糖基的数目
C. 苷元羟基的数目
D. 糖上羟基数目
E. 羟基位置

8. 既可以检测皂苷又可以检测强心苷的试剂是(　　)。
A. 醋酐-浓硫酸
B. 2,4-二硝基苯肼
C. 三氯化锑
D. 碱性苦味酸
E. 三氯化铁-冰乙酸

9. 可以用于检测 Ⅰ 型强心苷中 α-去氧糖的试剂是(　　)。
A. 对二甲胺基苯甲醛
B. 亚硝酰氰化钠
C. 三氯化铁-冰乙酸
D. 冰乙酸-乙酰氯
E. 呫吨氢醇

10. 提取强心苷原生苷应(　　)。
A. 先用 70%乙醇浸泡，再加热提取
B. 用硫酸铵溶液润湿药材，再用合适溶剂提取
C. 用水煎煮
D. 用乙醚连续回流提取
E. 用水湿润，室温放置一段时间，再用 70%乙醇回流提取

第七章

萜类和挥发油

学习目标

- 掌握萜类的含义及挥发油的组成、理化性质和提取、分离、鉴定方法。
- 熟悉萜类的结构类型。
- 了解萜类和挥发油的分布和生物活性。

第一节 萜　　类

萜类(terpenoid)是所有异戊二烯聚合物及其含氧衍生物的总称，是自然界中分布广泛、种类繁多、结构千变万化且具有广泛生物活性的一类重要的化学成分，其中不少化合物是常见的一些中药的有效成分，如紫杉醇、雷公藤内酯有抗肿瘤活性，穿心莲内酯具有抗菌作用，莪术醇可用于治疗早期子宫癌，青蒿素有抗疟活性，薄荷脑具有镇痛、止痒、消炎杀菌的作用等。

异戊二烯法则认为萜类化合物都由异戊二烯衍变而来，萜类的碳架是由异戊二烯单位以头-尾或非头-尾顺序相连而成。萜类化合物常依据其构成分子碳架的异戊二烯数目进行分类，开链萜烯一般符合$(C_5H_8)_n$的结构通式。个别天然萜类化合物的结构不符合异戊二烯法则，甚至在组成上碳原子数不是 5 的倍数，这是因为在转变过程中产生异构化或发生降解反应等。

$$CH_2{=}CH{-}\underset{\displaystyle CH_3}{\underset{|}{C}}{=}CH_2$$

异戊二烯

萜类化合物除以萜烃的形式存在外，多数以各种含氧衍生物如醇、醛、酮、羧酸、酯以及苷等形式存在于自然界中，也有少数是以含氮、硫的衍生物形式存在。萜类根据分子中碳原子数可分为单萜、倍半萜、二萜等(表 7-1)。

表 7-1　萜类的分类

类　别	碳原子数	异戊二烯单位数	存 在 形 式
单萜	10	2	挥发油
倍半萜	15	3	挥发油
二萜	20	4	树脂、苦味素、叶绿素、植物醇
二倍半萜	25	5	海绵、植物病菌、昆虫代谢物
三萜	30	6	皂苷、树脂、植物乳汁

续表

类　别	碳原子数	异戊二烯单位数	存 在 形 式
四萜	40	8	植物胡萝卜素
多萜	＞40	＞8	橡胶、硬橡胶

根据各萜类分子结构中碳环的有无和数目，萜类可进一步分为链萜、单环萜、双环萜、三环萜等(表 7-2)。

表 7-2　萜类的结构类型

结 构 类 型	结 构 特 点	实　　例
单萜	链状单萜 单环单萜 双环单萜	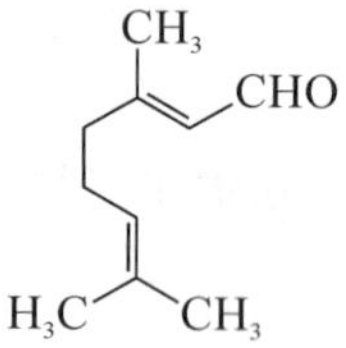 柠檬醛　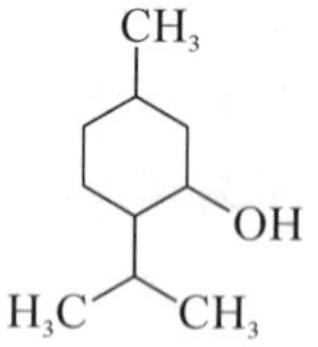 薄荷醇　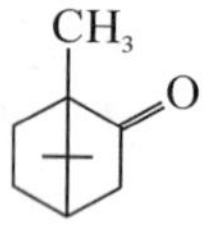 樟脑
环烯醚萜	①C_1位多数存在官能团，如羟基、甲氧基或酮基；而且C_1—OH很活泼，易与糖结合成苷 ②C_3、C_4位大多有双键，C_4—甲基易氧化成—CH_2OH和—COOH ③分子中的环戊烷部分呈现不同的氧化状态	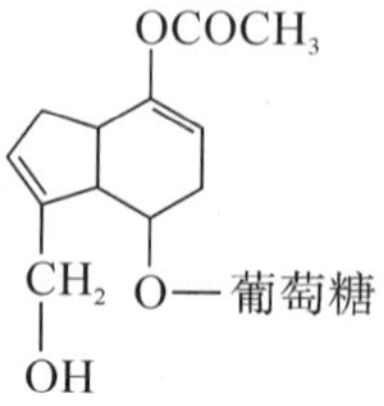 栀子苷
倍半萜	链状倍半萜 环状倍半萜	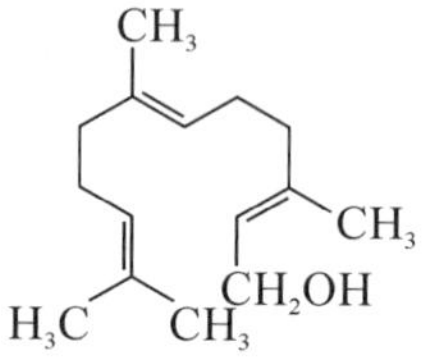 金合欢醇　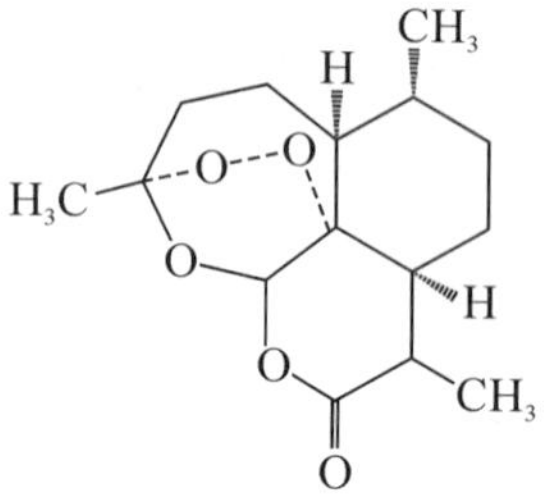 青蒿素
薁	具有由五元环与七元环骈合而成的芳环骨架	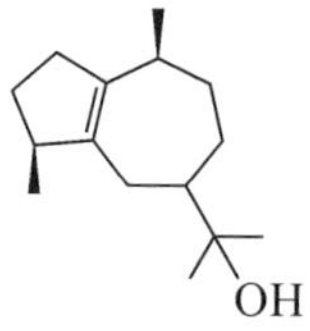 愈创木醇

续表

结构类型	结构特点	实例
二萜	链状二萜 环状二萜	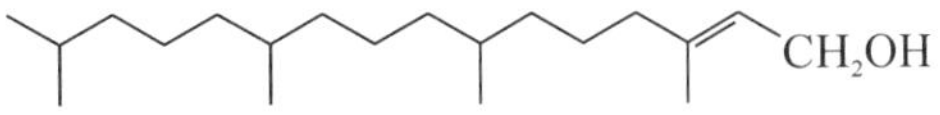 植物醇 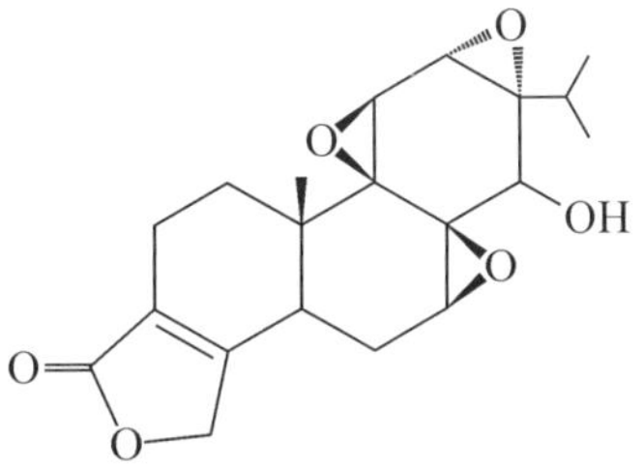 雷公藤甲素

知识链接

青蒿素是从黄花蒿(其地上部分为中药青蒿)中分离到的抗恶性疟疾的有效成分,且没有特别明显的耐药性,被世界卫生组织批准为治疗脑型疟疾和恶性疟疾的首选药物。1967 年,屠呦呦等科学家们临危受命,团结合作,遍阅历代本草医籍,深受葛洪所著的《肘后备急方》中"青蒿一握,以水二升渍,绞取汁,尽服之"的启发,不断尝试,进行了数百次的提取实验,最终发现了只能用有机溶剂低温提取具有抗疟作用的青蒿素,挽救了数百万人的生命,为人类的健康做出了重要的贡献,屠呦呦也因此获得 2011 年拉斯克临床医学奖和 2015 年诺贝尔生理学或医学奖及国家最高科学技术奖。

第二节 挥 发 油

挥发油(volatile oil)又称精油(essential oil),是广泛存在于植物体中的一类具有芳香气味、常温下可挥发、与水不相混溶的油状液体的总称。

挥发油类化合物广泛分布于植物界,特别是在菊科、芸香科、伞形科、唇形科、姜科、木兰科和樟科植物中分布广泛。常见含有挥发油的中药有苍术、当归、木香、厚朴、丁香、薄荷、川芎、细辛等。

挥发油多以油滴状存在于植物的油管、油室、腺毛和树脂道等组织中,有些与树脂、黏液质共存,还有少数以苷的形式存在。

挥发油具有广泛的生理活性,多具止咳、平喘、祛痰、抗菌、驱虫、祛风、镇痛、解表等功效,为中药中很重要的一类有效成分。

一、化学组成

挥发油所含成分比较复杂,一种挥发油常常为数十种到数百种成分组成的混合物。构成挥发油的成分一般可分为四种,即萜类化合物、芳香族化合物、脂肪族化合物和含硫、含氮的化合物以及它们的含氧衍生物,其中萜类化合物最为常见。

(一)萜类及其含氧衍生物

主要是单萜和倍半萜以及它们的含氧衍生物,如醇、酚、醚、醛、酮、酯等,这类化合物是挥发油中存在最多的成分。其中的含氧衍生物多为生物活性较强的成分或是芳香气味的主要组成成分。如薄荷挥发油中具有清凉止痒作用的薄荷醇,约占总挥发油的8%。

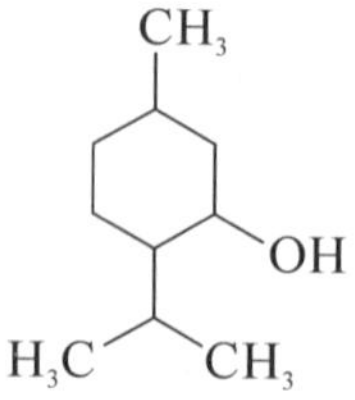

薄荷醇

(二)芳香族化合物

此类化合物含量仅次于萜类,主要是苯丙素衍生物类,其结构多具 C_6-C_3 的骨架,如丁香酚。

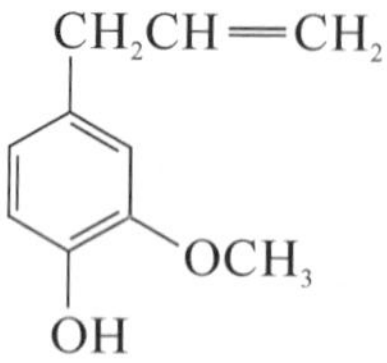

丁香酚

(三)脂肪族化合物

主要是一些小分子的脂肪族化合物,在挥发油中占的比例较少,如甲基正壬酮。

$$CH_3(CH_2)_8—\overset{\overset{\large O}{\|}}{C}—CH_3$$

甲基正壬酮

(四)含氮、含硫的化合物

此类化合物的典型代表有异硫氰酸烯丙酯和大蒜辣素。

$$CH_2{=}CH—CH_2—N{=}C{=}S$$

异硫氰酸烯丙酯

$$CH_2{=}CH—CH_2—\overset{\overset{\large O}{/\!/}}{S}—S—CH_2—CH{=}CH_2$$

大蒜辣素

二、理化性质

(一)性状

挥发油在常温下多为无色或淡黄色油状液体,少数挥发油因含有薁类或溶有色素而具有特别的颜色。挥发油多具有强烈的香气,少数有特殊的气味,如臭味或腥味。挥发油的气味常常是鉴定挥发油质量优劣的重要依据。

(二)挥发性

挥发油在常温下自行挥发而不留有痕迹,这是挥发油与脂肪油的显著区别。可利用该性质做油斑试验来区分挥发油与脂肪油,还可利用该性质通过水蒸气蒸馏法提取挥发油。

(三)溶解性

挥发油具有脂溶性,易溶于石油醚、苯和乙醚等亲脂性有机溶剂,难溶于水,可溶于醇,在醇中的溶解度随醇的浓度增大而增大。挥发油中只有少量的含氧化合物可溶解于水中,医药上常利用此性质制备芳香水剂,如薄荷水剂。

(四)结晶性

少数挥发油低温放置时含量高的成分可析出结晶,析出的结晶被称为"脑",如薄荷脑等,滤除"脑"后的挥发油称"脱脑油"或"素油"。

(五)稳定性

挥发油若经常与空气、光线接触,则会逐渐发生氧化变质,颜色加深,密度增大,失去原有的香气,并逐渐聚合成树脂样物质,失去挥发性,不能随水蒸气蒸馏出来。因此,挥发油应储存在密闭的棕色瓶内,装满,密塞,置于阴凉低温处。

(六)物理常数

挥发油的相对密度在0.85~1.065之间。多数挥发油比水轻,少数比水重,如丁香油。挥发油无确定的沸点,一般沸程在70~300 ℃之间,可用分馏法进行分离。挥发油具有强折光性,折光率在1.43~1.61之间。折光率是评价挥发油质量的首选理化指标。

三、提取与分离

(一)提取

1. 水蒸气蒸馏法 此法是提取中药中挥发油最常用的方法。根据操作方式的不同,水蒸气蒸馏法可分为共水蒸馏法和隔水蒸馏法。共水蒸馏法是将已粉碎的药材放入蒸馏器中,加水浸泡,直接加热煮沸,使挥发油与水蒸气一起蒸出。此法操作简单,但因原料易受强热而使挥发油中某些成分发生分解,芳香性气味发生变化,挥发油的品质会降低。隔水蒸馏法是将水蒸气通入待提取的药材中,使挥发油和水蒸气一起蒸出,避免了直火高温对挥发油质量的影响。

2. 溶剂提取法 选择亲脂性有机溶剂如乙醚、石油醚等回流提取或冷浸,提取液蒸去溶剂即得挥发油。此法所得浸膏含脂溶性杂质较多,如树脂、油脂、蜡等也可以同时被提取出来。一般可用热乙醇溶解浸膏,再放置冷却,脂溶性杂质因乙醇的温度下降而溶解度降低,以沉淀的形式析出,滤除杂质,减压蒸去乙醇,可得较纯的挥发油。

3. 冷压法 此法主要适用于挥发油含量较高的新鲜药材的提取,如鲜橘皮、柠檬的果皮中挥发油的提取。此法所得挥发油保持原有的新鲜香气,但常混有水分、黏液质、细胞组织等杂质,且挥发油提取不完全,往往需对压榨后的药渣进行水蒸气蒸馏。

此外,还有吸收法、超临界流体萃取法、微波辅助萃取法等。

知识链接

超临界流体萃取法

超临界流体是指当某物质处于其临界温度(T_c)和临界压力(P_c)以上时,所形成的一种既非液体也非气体的特殊相态。其物理性质介于液体和气体之间,具有密度接近液体,黏度与气体相近,扩散系数为液体的百倍,介电常数也随着压力增大而增加等特性,从而呈现出较液体溶剂易于穿透到样品介质中的优点。常用的超临界流体萃取剂有二氧化碳、乙烷、乙烯等。二氧化碳最常用，具有无毒、无味、不易燃易爆、无残留、价廉易得、较低的临界温度($T_c=31.4$ ℃)和临界压力($P_c=7.37$ MPa)、可循环使用等优点。其操作温度接近室温，特别适合提取分离挥发性成分、脂溶性成分、高热敏成分及易氧化分解的成分。

(二)分离

1. 冷冻结晶法 将某些挥发油于低温(－20～0 ℃)放置，其中含量高的成分可析出结晶而与挥发油中其他成分分离，取出结晶后再经重结晶可得纯品。本法操作简便，但分离不完全。如薄荷油在－10 ℃冷却 12 h 析出第一批粗脑，油继续在－20 ℃冷冻 24 h 后可析出第二批粗脑，粗脑加热熔融，在 0 ℃冷冻即可得较纯的薄荷脑(图 7-1)。

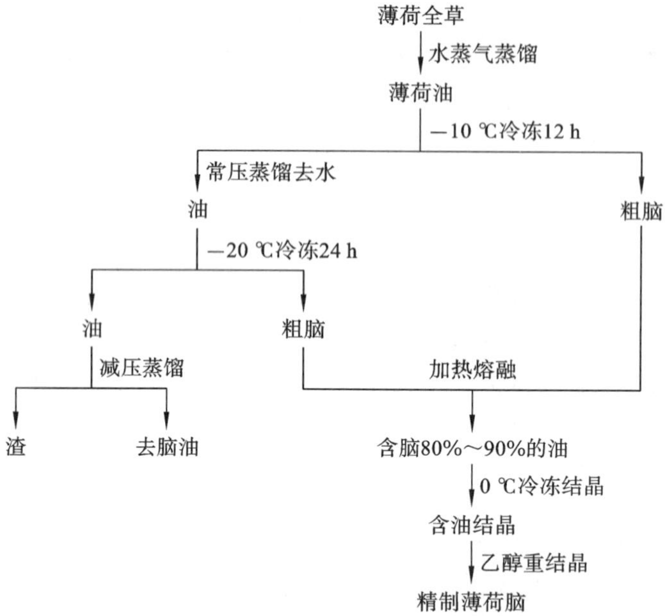

图 7-1 从薄荷中提取与分离薄荷醇的流程图

2. 分馏法 挥发油中各成分的沸点因分子结构中碳原子数目、双键数目的不同和含氧官能团极性不同而不同。因此，可采用分馏法进行分离。为了防止分馏过程中挥发油中某些成分的结构改变，一般采用减压分馏法。

各成分的沸点一般随着双键数目的减少而降低，随成分分子量的增大或极性的增大而升高。

馏分一般可按温度粗略地分为三个组：

低沸点馏程(35～70 ℃/1.333 kPa)为单萜烯类化合物。

中沸点馏程(70～100 ℃/1.333 kPa)为单萜含氧衍生物类，包括醇、醛、酮、酚和酯等。

高沸点馏程(100～140 ℃/1.333 kPa)为倍半萜烯及其含氧衍生物和薁类化合物。

分离时，在相同压力下，收集同一温度蒸馏出来的部分为一馏分。各馏分挥发油组成成分会有交叉情况或是非单一成分，须结合薄层色谱及气相色谱检查，再进一步纯化。例如：薄荷油在 200～220 ℃的馏分主要是薄荷脑，在 0 ℃低温放置，即可得到薄荷脑结晶，再进一步重结晶可得纯品。

3. 化学法 根据挥发油中各成分的结构或功能基的不同，可用化学法分离挥发油中各成分。

(1)碱性成分的分离：将挥发油溶于乙醚，用1%～2%的盐酸或硫酸萃取，分取酸水层，碱化后用乙醚萃取，蒸去乙醚即得碱性成分。

(2)酸、酚性成分的分离：将挥发油溶于乙醚，先用5%$NaHCO_3$溶液进行萃取，分取碱水层，加稀酸酸化后，再用乙醚萃取，蒸去乙醚，即得酸性成分；乙醚层继续用2%NaOH溶液萃取，分取碱水层，加稀酸酸化后，再用乙醚萃取，蒸去乙醚，即得酚性成分。

(3)含羰基成分的分离：将分出碱性、酸性、酚性成分的挥发油，用亚硫酸氢钠加成法，即加饱和亚硫酸氢钠溶液低温短时间迅速振摇提取，使醛或酮类化合物与其发生可逆性加成反应生成结晶，加酸或碱液处理，使加成物分解，再用乙醚萃取，从而得到含羰基的化合物。但注意提取时间不宜过长，温度不宜过高，否则可使双键与亚硫酸氢钠发生加成反应而形成不可逆的加成物。

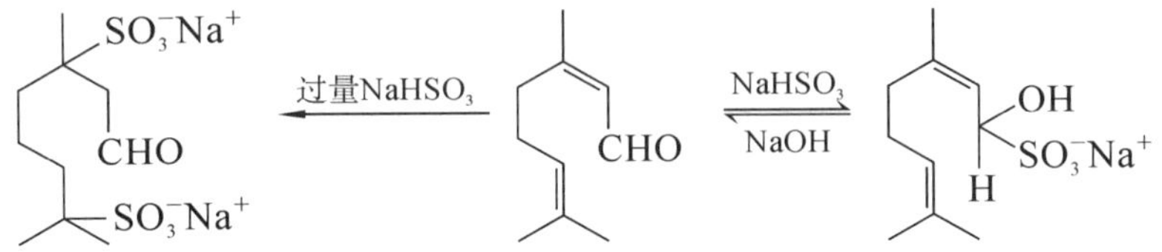

此外，也可采用吉拉德(Girard)试剂反应法分离得到羰基化合物。

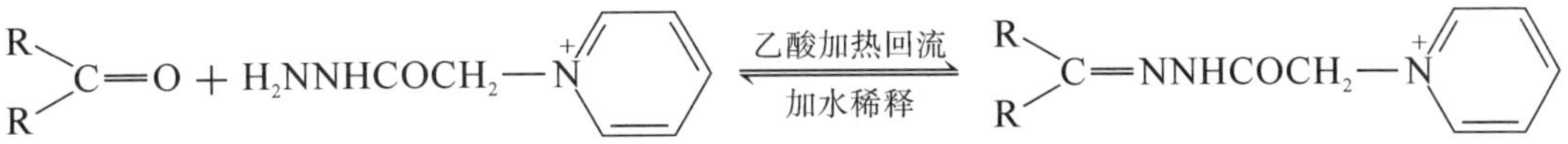

羰基化合物　　吉拉德试剂P　　　　　　　　　　　　腙

(4)醇类成分的分离：挥发油中的醇类成分，可利用其与邻苯二甲酸酐生成相应的酸性酯，转溶于$NaCO_3$溶液，再将用乙醚萃取多次的Na_2CO_3溶液用盐酸或硫酸酸化后，用乙醚提出单酯，蒸去乙醚，残渣用碱水皂化，再用乙醚萃取出挥发油中的醇类成分。

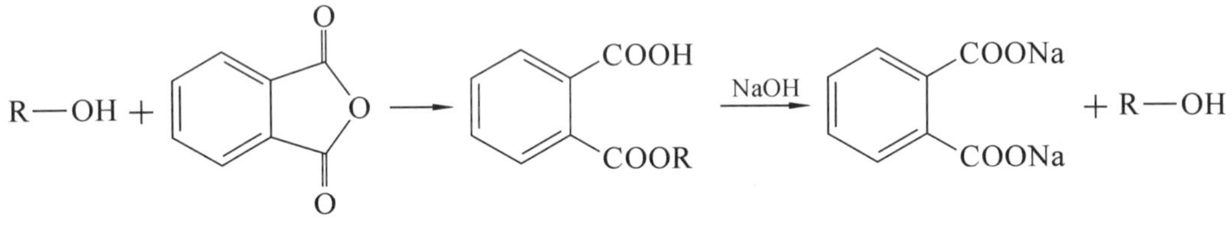

萜醇　　邻苯二甲酸酐　　酸性邻苯二甲酸酯

(5)其他成分的分离：挥发油中的醚类成分可与浓酸形成鲜盐，易于结晶而从挥发油中分离出来。挥发油中的酯类成分通常采用精馏法或色谱法分离。具有不饱和双键的萜烃可与溴、盐酸或氢溴酸等发生加成反应，产物常为结晶状态，从而得以分离和纯化。

挥发油中各成分分离流程见图7-2。

4. 色谱法 一般上述方法分离得到的各组分还须进一步分离，通常采用色谱法分离会得到较好的分离效果。硅胶和氧化铝吸附色谱应用最为广泛，流动相常用石油醚、乙醚、己烷和乙酸乙酯等按一定比例组成的溶剂系统，进行洗脱或按极性由小到大梯度洗脱，并分段收集，结合薄层色谱法进行鉴定，相同组分合并，经进一步处理得到单体化合物。

对于不饱和化合物，可依据其双键的数目、位置和顺反异构体不同，与硝酸银形成π络合物的难易程度及稳定性的差异实现分离。硝酸银在吸附剂中的含量，一般以2.5%较适宜和经

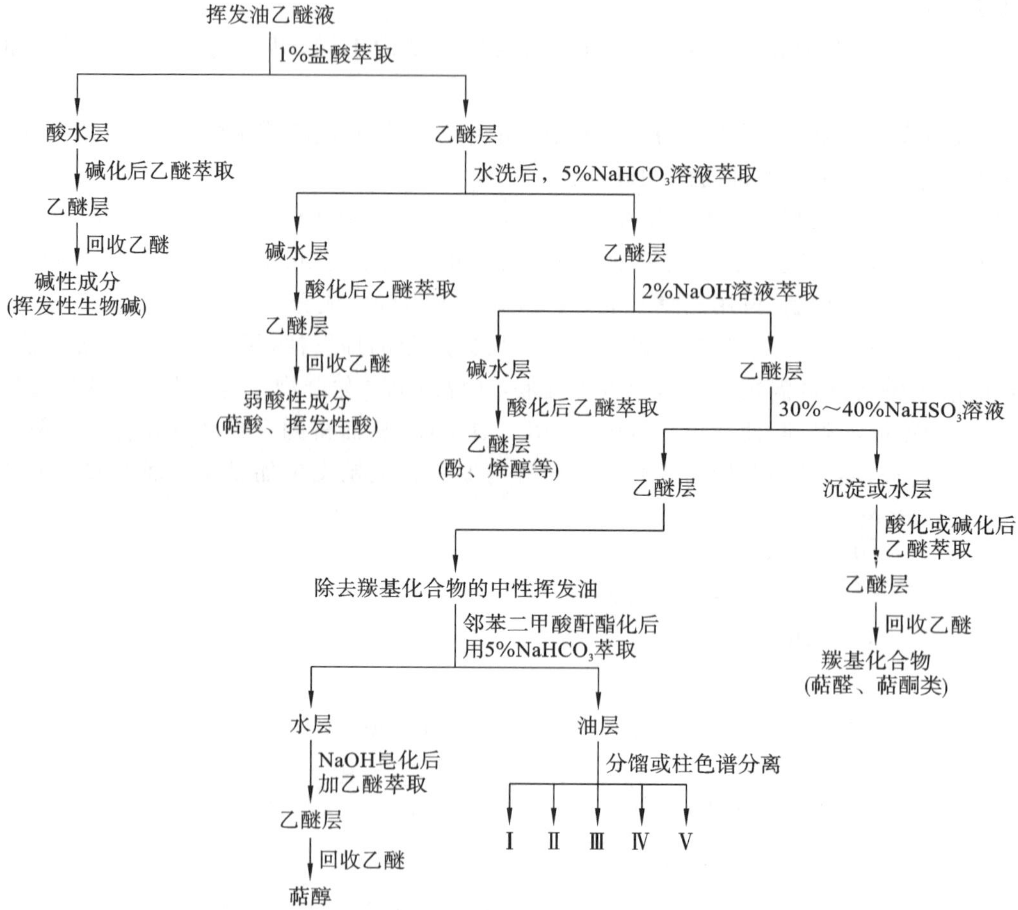

图 7-2　挥发油中各成分的分离流程图

济。一般吸附规律：双键数目多，吸附牢，难被洗脱；末端双键较一般双键难被洗脱；顺式双键较反式双键难洗脱。

四、鉴定

(一)一般检查

将样品制成石油醚溶液滴于滤纸上，如滤纸上的油斑消失，不留油迹，说明可能含挥发油，如油斑不消失，则可能是脂肪油。

(二)物理常数和化学常数的测定

折光率、比旋度、相对密度是鉴定挥发油常用的物理常数，其中，首选指标是折光率。一般先测定其折光率，折光率符合规定，再检查其他物理常数。

化学常数是反映挥发油质量的重要化学指标，主要有酸值、酯值、皂化值和碘值。

(三)色谱鉴定

挥发油的色谱鉴定，可采用薄层色谱法和气相色谱法，但薄层色谱法较为常用。

挥发油的薄层色谱鉴定多以硅胶 G 和中性氧化铝(Ⅱ～Ⅲ级)为吸附剂。分离烃类化合物常以石油醚(30～60 ℃)或正己烷为展开剂，以使挥发油中不含氧的化合物较好地展开，而含氧化合物仍留在原点；分离含氧萜类化合物时，常以石油醚-乙酸乙酯(85∶15)为展开剂，以使挥发油中含氧化合物较好地展开，而不含氧的化合物则展开至前沿。综上，在实际应用中，为了取得好的分离效果，最好分别用这两类展开剂，对同一薄层进行单向二次展开或双向二次展开。

常用的显色剂有两大类：一类是通用型显色剂，如香草醛-浓硫酸或香草醛-浓盐酸试剂，喷后于 105 ℃加热，挥发油中各成分均显示不同颜色；另一类是挥发油各类功能基显色剂，常用的挥发油各类功能基显色剂见表 7-3。

表 7-3 常用的挥发油各类功能基显色剂

显色剂名称	斑点颜色	适合的化合物
碱性高锰酸钾溶液	在粉红色背景上产生黄色斑点	不饱和化合物
三氯化铁试剂	绿色或蓝色斑点	酚性成分
异羟肟酸铁试剂	淡红色斑点	酯或内酯
2,4-二硝基苯肼试剂	黄色斑点	醛或酮类化合物
0.05%溴酚蓝乙醇溶液	黄色斑点	酸类化合物

也可采用硝酸银薄层色谱鉴定挥发油中的同分异构体或仅双键多少和位置有差异的萜类。

目标检测

参考答案

一、单项选择题

1. 开链萜烯的结构通式是（　　）。

A. $(C_nH_n)_n$　　B. $(C_4H_8)_n$　　C. $(C_3H_6)_n$　　D. $(C_5H_8)_n$

2. 评价挥发油的质量，首选理化指标是（　　）。

A. 折光率　　B. 酸值　　C. 比重　　D. 皂化值

3. 组成挥发油最主要的成分是（　　）。

A. 脂肪族化合物　　B. 芳香族化合物

C. 二萜类　　D. 单萜、倍半萜及其含氧衍生物

4. 可利用（　　）区分脂肪油与挥发油。

A. 油斑试验　　B. 折光率　　C. 相对密度　　D. 不饱和度

5. 挥发油在低温下析出的结晶，一般称为（　　）。

A. 脱脑油　　B. 脎　　C. 脑　　D. 络合物

6. 亚硫酸氢钠法可用于分离（　　）。

A. 碱性成分　　B. 酸性成分　　C. 含羰基成分　　D. 醇类成分

7. 采用薄层色谱法鉴定挥发油，为了能使含氧化合物与不含氧化合物较好地展开，且被分离成分排列成一条直线，应选择（　　）。

A. 径向展开　　B. 上行展开　　C. 双向二次展开　　D. 单向二次展开

8. 挥发油经薄层色谱展开后，一般情况下选择的显色剂是（　　）。

A. 三氯化铁试剂　　B. 高锰酸钾溶液

C. 香草醛-浓硫酸试剂　　D. 异羟肟酸铁试剂

9. 分离挥发油中羰基成分，采用亚硫酸氢钠试剂，其反应条件为（　　）。

A. 回流提取　　B. 酸性条件下加热回流

C. 碱性条件下加热回流　　D. 低温短时振摇萃取

10. 分馏法分离挥发油的依据是(　　)。

A. 溶解度的差异　　B. 酸碱性的差异

C. 分子量的差异　　D. 沸点的差异

二、多项选择题

1. 挥发油的化学组成主要包括(　　)。

A. 单萜及其含氧衍生物　　B. 倍半萜及其含氧衍生物

C. 二萜类　　D. 芳香族化合物

E. 脂肪族化合物

2. 挥发油的通性是(　　)。

A. 能随水蒸气蒸馏　　B. 与水不相混溶

C. 具有特殊的气味　　D. 不留下持久性的油斑

E. 易于分解变质

3. 可用于提取挥发油的方法是(　　)。

A. 水蒸气蒸馏法　　B. 有机溶剂提取法　　C. 酸水提取法

D. 压榨法　　E. 水煎煮法

4. 挥发油氧化变质后，一般表现为(　　)。

A. 相对密度增大　　B. 颜色加深　　C. 聚合成树脂样物质

D. 水溶性变小　　E. 失去香气

5. 分离挥发油中的醛酮类成分，可以用(　　)。

A. 亚硫酸氢钠　　B. 吉拉德试剂 T　　C. 吉拉德试剂 P

D. 邻苯二甲酸酐　　E. 氢氧化钠或氢氧化钾

第八章

生物碱类化合物

学习目标

- ◆ 掌握生物碱的含义、理化性质及提取、分离、鉴定方法。
- ◆ 熟悉生物碱的结构类型。
- ◆ 了解生物碱的分布和生物活性。

生物碱(alkaloid)是主要来源于植物界的一类含氮有机化合物，大多具有较复杂的含氮杂环，呈碱性并有较强的生物活性。但也有一些例外，如麻黄碱(ephedrine)的氮原子不在环内，秋水仙碱(colchicine)几乎没有碱性。此外，有些来源于生物界的含氮衍生物又不属于生物碱的范畴，如氨基酸、蛋白质、核酸、核苷酸和维生素等。

生物碱在植物界分布广泛，尤其在双子叶植物如毛茛科、夹竹桃科、罂粟科、豆科、防己科、茜草科、茄科等科的植物中分布很广。单子叶植物较少含生物碱，主要分布在百合科、石蒜科等。裸子植物也很少含生物碱，仅分布在麻黄科、红豆杉科、三尖杉科等。低等植物中只有极个别含生物碱，如麦角。生物碱是中药中一类重要的化学成分，迄今已分离出10000余种。

生物碱常集中存在于植物体的某一器官或组织中，如黄柏的生物碱主要集中在树皮中；益母草的生物碱主要分布在植物的全草部分；三尖杉科植物的生物碱主要集中在根部，尤以根皮中含量最高。生物碱含量的高低还受植物生长环境和季节等因素的影响。

在植物体内，有一定碱性的生物碱多以有机酸盐形式存在，少数以无机酸盐形式存在。此外，还有少数碱性极弱的生物碱以游离状态存在，如酰胺类生物碱。极少数生物碱以酯、苷、酰胺、氮氧化物形式存在。

生物碱类化合物多具有显著而特殊的生物活性。如阿托品具有解痉作用，小檗碱有抗菌消炎作用，麻黄碱有止咳平喘作用，苦参碱、氧化苦参碱等有抗心律失常作用，喜树碱有抗肿瘤作用等。

一、结构类型

生物碱的结构类型见表8-1。

表 8-1　生物碱的结构类型

结构类型	结构特点	实　　例
有机胺类生物碱	氮原子在环外	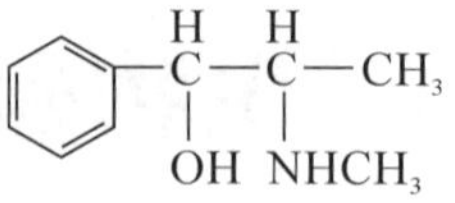 麻黄碱
吡啶类生物碱	主要由吡啶衍生而来 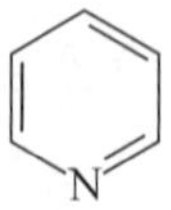 吡啶	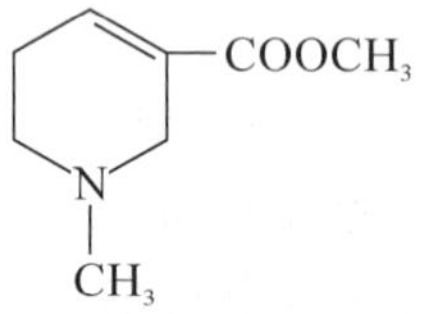 槟榔碱
莨菪烷类生物碱	由莨菪烷衍生的氨基醇和不同的有机酸缩合形成的酯，有一元酯和二元酯，亦有以非酯的形式存在的 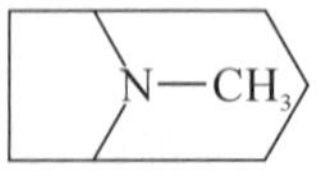 莨菪烷	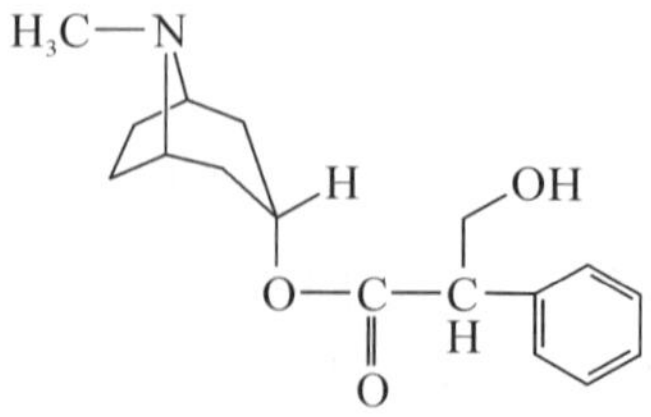 莨菪碱
异喹啉类生物碱	以异喹啉或四氢异喹啉为基本母核 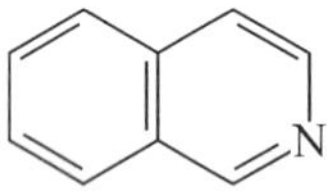 异喹啉	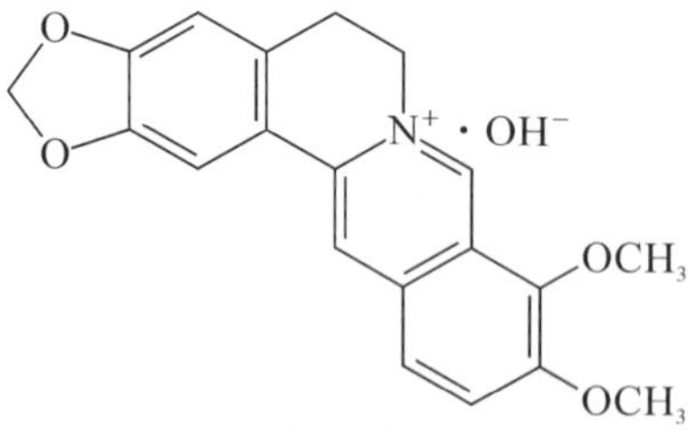 小檗碱
吲哚类生物碱	结构中有吲哚母核 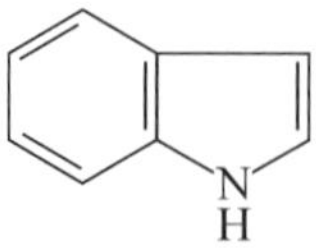 吲哚	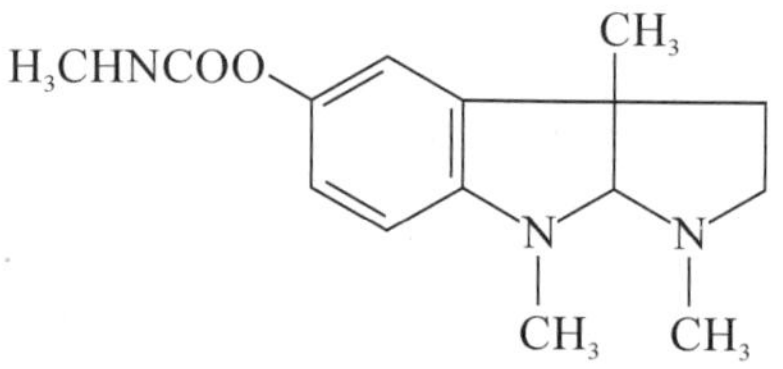 毒扁豆碱

续表

结构类型	结构特点	实例
萜类生物碱	氮原子在萜的环状结构内或侧链上	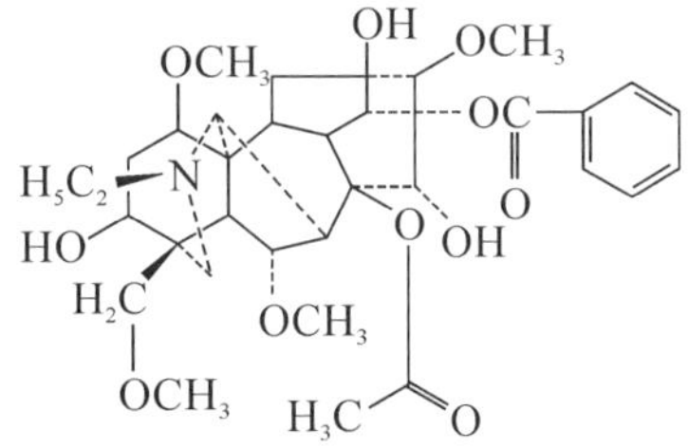 乌头碱

此外，还有甾体生物碱、具有嘌呤或黄嘌呤结构的生物碱等。

二、理化性质

(一)性状

大多数生物碱为结晶性固体，有些为非结晶性粉末，少数在常温下为液体。液态生物碱分子中大多不含氧或氧原子结合成酯基，如烟碱(nicotine)、槟榔碱(arecoline)。小分子生物碱如麻黄碱具有挥发性，可用水蒸气蒸馏法提取。极少数生物碱如咖啡因(caffeine)具有升华性。多数生物碱有苦味。生物碱一般为无色或白色，少数有颜色，如小檗碱为黄色。

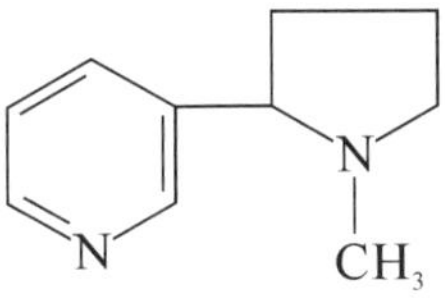

烟碱

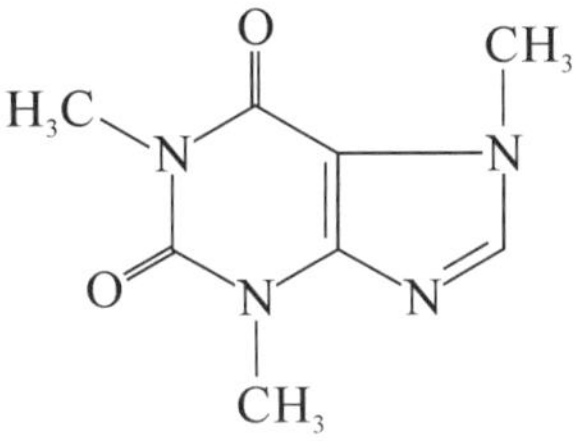

咖啡因

(二)旋光性

具有手性碳原子或本身为手性分子的生物碱都有光学活性，且多数为左旋光性。生物碱的生物活性与其旋光性密切相关。通常左旋体生物活性强于右旋体，如左旋莨菪碱的散瞳作用比右旋莨菪碱大 100 倍。

(三)碱性

1. 碱性的产生及强度表示　生物碱分子中的氮原子具有孤对电子，能接受质子或给出电子而显碱性。

$$\gt N: + H^+ \rightleftharpoons [\gt N:H]^+$$

生物碱　　生物碱盐

生物碱的碱性强弱常用酸式解离指数(pK_a)表示。pK_a值越大，碱性越强。可根据 pK_a值将生物碱分为弱碱性生物碱(pK_a 2～6.9)，中强碱性生物碱(pK_a 7～11)，强碱性生物碱(pK_a＞11)。含不同碱性基团的化合物的 pK_a值大小顺序一般是季铵型生物碱＞N-烷杂环＞脂肪胺＞芳胺≈N-芳杂环＞酰胺≈吡咯。

2. 碱性强弱与分子结构的关系　生物碱的碱性强弱与氮原子的杂化方式、诱导效应、共轭效应、空间效应及分子内氢键的形成等因素有关。

(1)氮原子的杂化方式：生物碱分子中氮原子上孤对电子的杂化方式有三种形式，即 sp^3(C—N)、sp^2(C═N)和 sp(C≡N)。在这三种杂化方式中，p 电子成分比例越大，越易供电子，则碱性越强。因此，其碱性强弱顺序为 $sp^3 > sp^2 > sp$。如异喹啉碱性弱于四氢异喹啉，而季铵型生物碱(如小檗碱)因羟基以阴离子形式存在而呈强碱性。

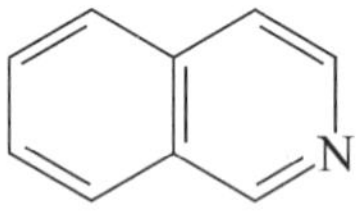
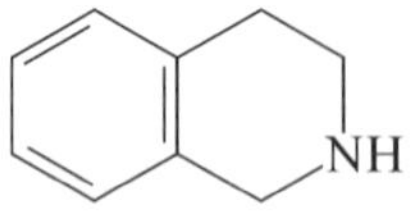
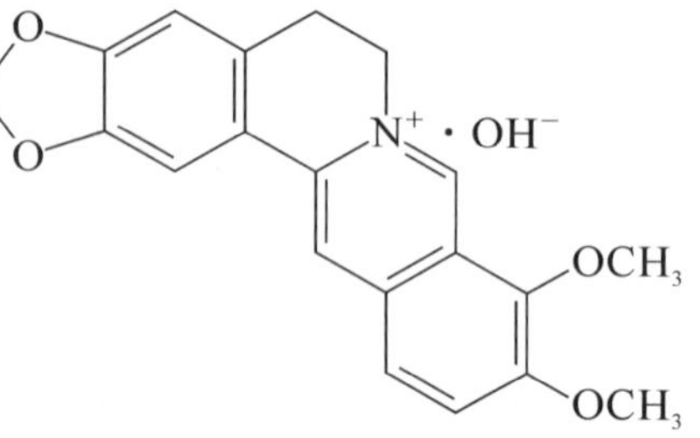

异喹啉 pK_a=5.4　　四氢异喹啉 pK_a=9.5　　小檗碱 pK_a=11.5

(2)诱导效应：如果生物碱分子结构中氮原子附近存在供电子基团(如烷基)，则氮原子电子云密度增加，碱性增强。如仲胺碱性强于伯胺，但是叔胺碱性弱于仲胺，其原因是叔胺结构中的三个甲基阻碍了氮原子接受质子，即因空间位阻的影响而使其碱性在三者中最低。

NH_3　　$H_3C—NH_2$　　$H_3C—NH—CH_3$　　$H_3C—N(CH_3)—CH_3$

氨 pK_a=9.75　伯胺 pK_a=10.64　仲胺 pK_a=10.70　叔胺 pK_a=9.74

如果生物碱分子结构中氮原子附近存在吸电子基团(如苯基、羰基、酯基、醚基、羟基、双键等)，则氮原子电子云密度降低，碱性减弱，如去甲麻黄碱的碱性弱于苯异丙胺。

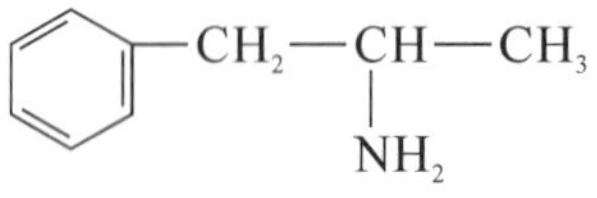
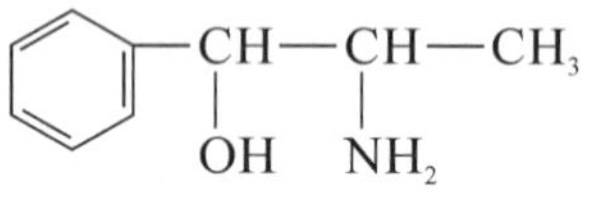

苯异丙胺 pK_a=9.8　　去甲麻黄碱 pK_a=9.0

(3)共轭效应：氮原子孤对电子处于 p-π 共轭体系时，电子云密度平均化趋势可使其碱性减弱，如苯胺氮原子上孤对电子与苯环 π 电子形成 p-π 共轭体系，故其碱性比环己胺弱得多。

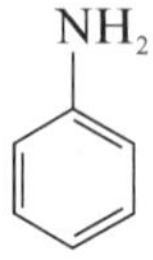
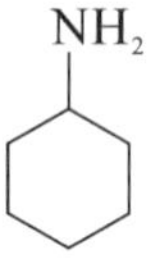

苯胺 pK_a=4.58　　环己胺 pK_a=10.14

若氮原子处于酰胺结构中，其孤对电子与羰基的 π 电子形成 p-π 共轭，则碱性很弱，几乎接近中性。如：

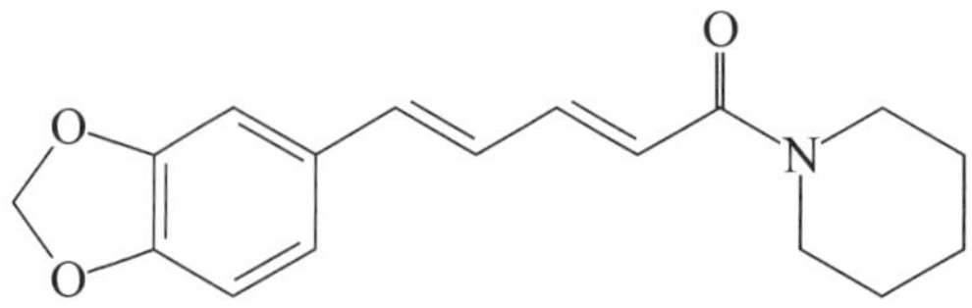
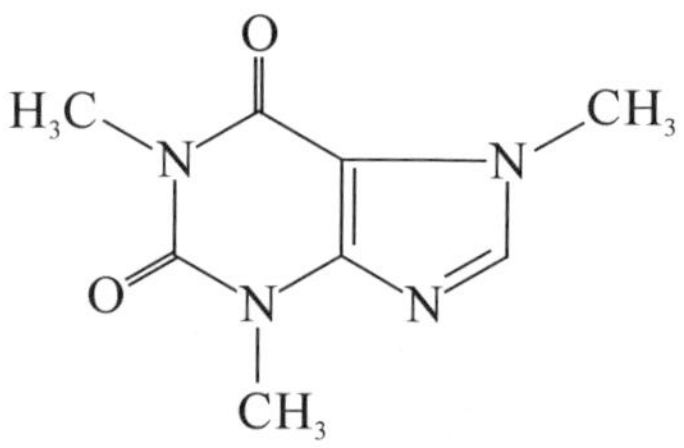

胡椒碱 pK_a=1.42　　咖啡因 pK_a=1.22

(4)空间效应：虽然质子的体积较小，但当生物碱中的氮原子质子化时，仍可受到空间效应的影响，使其碱性增强或减弱。如东莨菪碱分子结构中，氮原子附近的环氧结构形成空间位阻，使其碱性弱于莨菪碱。

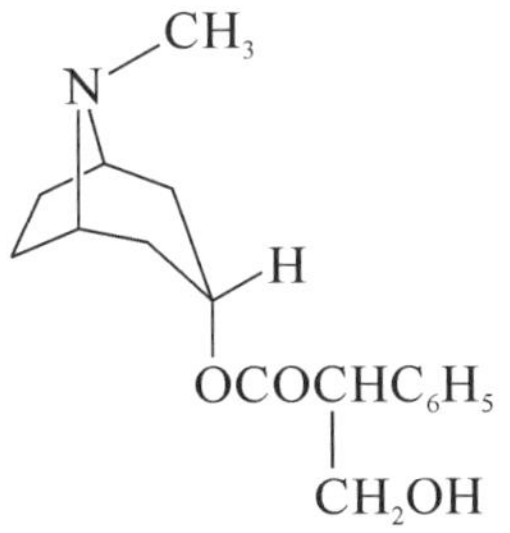

莨菪碱 pK_a=9.65

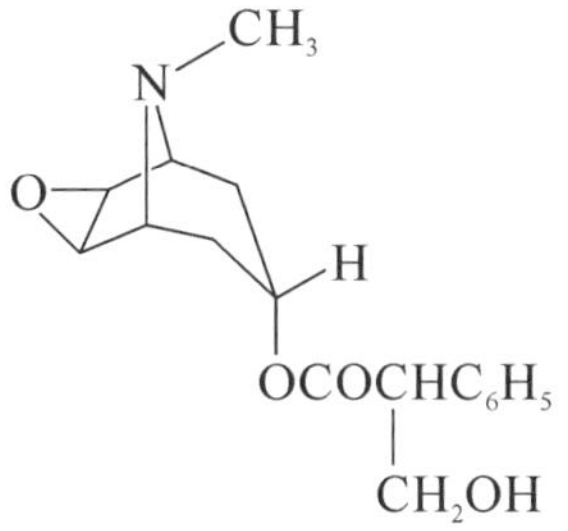

东莨菪碱 pK_a=7.50

(5)分子内氢键的形成:生物碱氮原子孤对电子接受质子生成共轭酸,若其附近存在羟基、羰基等取代基,则有利于和生物碱共轭酸分子中的质子形成氢键缔合,从而增加共轭酸的稳定性,故碱性增强。如麻黄碱和伪麻黄碱成盐后形成分子内氢键,但伪麻黄碱的共轭酸的稳定性稍强,故伪麻黄碱(pK_a=9.74)的碱性强于麻黄碱(pK_a=9.58)。

对于具体生物碱来说,若影响生物碱碱性的因素不止一个,则需综合考虑。一般来说,空间效应与诱导效应共存时,空间效应居主导地位;共轭效应与诱导效应共存时,共轭效应居主导地位。

(四)溶解性

游离生物碱按其溶解性可分为脂溶性生物碱和水溶性生物碱。

脂溶性生物碱易溶于亲脂性有机溶剂,特别易溶于三氯甲烷,可溶于甲醇、乙醇、丙酮,难溶于水。而其生物碱盐易溶于水,可溶于甲醇、乙醇,不溶于亲脂性有机溶剂。

由于酸的种类不同,生物碱盐在水中的溶解度也有差异。通常情况下,无机酸盐的水溶性大于有机酸盐,无机酸盐中含氧酸盐(如硫酸盐、磷酸盐)的水溶性大于卤代酸盐(如盐酸盐),小分子有机酸盐的水溶性大于大分子有机酸盐。

水溶性生物碱主要指季铵型生物碱和氮氧化物的生物碱(如氧化苦参碱),它们可溶于水、甲醇、乙醇,难溶于亲脂性有机溶剂。

生物碱分子中如同时含有酚羟基和羧基等酸性基团,则称为两性生物碱。这类生物碱既可溶于酸水,也可溶于碱水。具有内酯(或内酰胺)结构的生物碱,在碱水中可开环形成羧酸盐而溶于水中。

(五)生物碱的鉴定

1. 沉淀反应 生物碱在酸水或稀醇溶液中能和某些试剂生成难溶于水的复盐或分子络合物,这类反应称为生物碱沉淀反应,所用试剂称为生物碱沉淀试剂。

利用生物碱沉淀反应可检查生物碱的有无。在定性鉴别时,这些试剂可用于试管定性反应和用作平面色谱的显色剂。这些反应也可用来检查提取分离是否完全及用于生物碱的分离和精制。

生物碱沉淀反应通常要在酸水或稀醇溶液中进行;在反应前排除蛋白质、鞣质等成分的干扰才能得到较可靠的结果;因为生物碱沉淀试剂对各种生物碱的敏感性不同,有时需选用三种或三种以上生物碱沉淀试剂来鉴定。有少数生物碱与某些生物碱沉淀试剂并不能产生沉淀,如麻黄碱,因此在下结论时需慎重。生物碱沉淀试剂的种类很多,常用的见表 8-2。

表 8-2 常用的生物碱沉淀试剂

试剂名称	化学组成	反应现象及产物
碘-碘化钾试剂(Wagner 试剂)	$KI-I_2$	生成棕色或褐色沉淀($B \cdot I_2 \cdot HI$)

续表

试剂名称	化学组成	反应现象及产物
碘化铋钾试剂(Dragendorff 试剂)	$BiI_3 \cdot KI$	生成红棕色沉淀($B \cdot BiI_3 \cdot HI$)
碘化汞钾试剂(Mayer 试剂)	$HgI_2 \cdot 2KI$	生成类白色沉淀,若加过量试剂,沉淀又被溶解($B \cdot HgI_2 \cdot 2HI$)
硅钨酸试剂(Bertrand 试剂)	$SiO_2 \cdot 12WO_3 \cdot nH_2O$	生成浅黄色或灰白色沉淀($4B \cdot SiO_2 \cdot 12WO_3 \cdot 2H_2O$)
苦味酸试剂(Hager 试剂)	2,4,6-三硝基苯酚	生成黄色晶形沉淀(反应必须在中性溶液中进行)
雷氏铵盐试剂(硫氰酸铬铵)(ammonium reineckate)	$NH_4[Cr(NH_3)_2(SCN)_4]$	生成的紫红色沉淀有一定晶形、熔点或分解点

注:B代表生物碱分子(一元盐基)。

2. 显色反应　一些生物碱单体能与某些试剂反应,生成具有特殊颜色的产物,不同结构的生物碱产生不同的颜色,这类试剂称为生物碱显色试剂。常用的生物碱显色试剂见表 8-3。因为显色反应要求生物碱的纯度较高,所以显色反应主要用于鉴定生物碱单体。

表 8-3　常用的生物碱显色试剂

试剂名称	组成	生物碱及反应结果
Fröhde 试剂	1%钼酸钠或 5%钼酸铵的浓硫酸溶液	乌头碱呈黄棕色;吗啡呈紫色转棕色;可待因呈暗绿色至淡黄色
Mandelin 试剂	1%钒酸铵的浓硫酸溶液	阿托品呈红色;奎宁呈橙色;吗啡呈蓝紫色;可待因呈蓝色;士的宁呈蓝紫色到红色
Marquis 试剂	浓硫酸中含有少量甲醛	吗啡呈橙色至紫色;可待因呈洋红色至黄棕色

三、提取与分离

(一)提取

提取时,应先分析生物碱的性质和在植物体内的存在形式,选择适宜的提取溶剂和方法。除个别具有挥发性的生物碱(如麻黄碱)可用水蒸气蒸馏法提取外,大多数生物碱的提取采用溶剂提取法。

1. 脂溶性生物碱的提取

(1)酸水提取法:根据生物碱盐易溶于水、难溶于亲脂性有机溶剂的性质,将生物体内多种形式的生物碱转变为在水中溶解度较大的盐而提出。一般用 0.5%~1%的硫酸、盐酸为溶剂,采用浸渍法、渗漉法提取。本法操作简单,提取液中生物碱含量低,但因酸水提取液体积较大、浓缩困难、水溶性杂质多,须做进一步处理,一般可采用如下三种方法处理。

①离子交换树脂提取法:酸水提取液通过阳离子交换树脂柱,使生物碱盐的阳离子交换在树脂上。树脂用氨水碱化,使生物碱盐的阳离子从树脂上游离出来,再将树脂用有机溶剂洗脱。洗脱液浓缩后即可得到游离的总生物碱。其反应过程如下:

$$R—SO_3^- H^+ + (BH)^+ Cl^- \longrightarrow R—SO_3^- (BH)^+ + HCl$$

磺酸型阳离子交换树脂　生物碱盐

$$R—SO_3^-(BH)^+ + NH_4OH \longrightarrow R—SO_3^- NH_4^+ + B + H_2O$$

这种处理方法所得到的生物碱纯度高，有机溶剂用量少，并且阳离子交换树脂再生后可反复使用。

②有机溶剂萃取法：酸水提取液用碱液（氨水、石灰水等）碱化，使生物碱盐转变为游离的生物碱，再用三氯甲烷、乙醚等亲脂性有机溶剂萃取，合并萃取液，回收有机溶剂即可得到总生物碱。

③沉淀法：酸水提取液加碱液碱化，使生物碱在水中游离而沉淀析出，即酸溶碱沉法。

（2）醇类溶剂提取法：利用生物碱及其盐都可溶于甲醇和乙醇的性质进行提取，选用回流提取法或浸渍法、渗漉法等方法。甲醇的溶解性能比乙醇好，但毒性较大，除实验室和特殊要求外，生产中多数选用乙醇作为生物碱的提取溶剂。此法适用范围广，水溶性杂质少，提取液易浓缩。提取液浓缩后，需采用酸水溶解、有机溶剂萃取法做进一步纯化。但提取液中脂溶性杂质较多，须进一步纯化。

（3）亲脂性有机溶剂提取法：利用大多数生物碱易溶于亲脂性有机溶剂的性质进行提取，可采用浸渍法、回流提取法或连续回流提取法等方法。由于生物碱多以盐的形式存在于生物组织中，需先用少量碱水（氨水、石灰水等）润湿药材，再用亲脂性有机溶剂（三氯甲烷等）提取。如果提取液中杂质多，也可采用酸水溶解、有机溶剂萃取法做纯化处理。此法是提取碱性较弱的生物碱的常用方法。

2. 水溶性生物碱的提取 若自药材中将脂溶性生物碱提出后，碱水层仍能检识出生物碱，说明此药材中含有水溶性生物碱，此时可用雷氏铵盐沉淀法和溶剂法进行提取。

（1）沉淀法：利用季铵型生物碱与雷氏铵盐反应生成难溶于水的雷氏复盐而沉淀析出，从而可将季铵型生物碱从碱水层中提取出来。其操作过程是将季铵型生物碱的水溶液调 pH 至酸性，加入新配制的雷氏铵盐饱和水溶液至不再有沉淀生成，过滤，取沉淀用少量水洗涤后加丙酮溶解，过滤，向滤液中加入硫酸银饱和水溶液，形成雷氏银盐沉淀，过滤。滤液中加入计算量的氯化钡溶液，滤除沉淀，滤液即为季铵型生物碱的盐酸盐。其反应过程如下：

$$B^+ + NH_4[Cr(NH_3)_2(SCN)_4] \longrightarrow B[Cr(NH_3)_2(SCN)_4]\downarrow + NH_4^+$$

$$2B[Cr(NH_3)_2(SCN)_4] + Ag_2SO_4 \longrightarrow B_2SO_4 + 2Ag[Cr(NH_3)_2(SCN)_4]\downarrow$$

$$B_2SO_4 + BaCl_2 \longrightarrow BaSO_4\downarrow + 2BCl$$

其中，B 代表季铵型生物碱。

（2）溶剂法：利用水溶性生物碱能溶于极性较大但又与水不混溶的有机溶剂（如正丁醇、异戊醇或三氯甲烷-甲醇混合溶剂等）的性质，采用两相溶剂萃取法对水溶性生物碱进行提取。

（二）分离

采用上述方法提取得到的总生物碱是多种生物碱的混合物，需做进一步分离。一般先对总生物碱进行初步分离，然后根据溶解性、酸碱性和极性的差异进行分离，得到生物碱的单体。有时采用一种方法得不到生物碱的单体，则需几种方法联用。

1. 总生物碱的分离 根据生物碱溶解性和碱性的差异，将总生物碱按碱性强弱、酚性有无及是否具有水溶性进行初步分离，即弱碱性生物碱、中强碱性生物碱和水溶性生物碱三大部分，再将前两部分根据生物碱中是否有酚羟基分成酚性和非酚性两类。分离流程见图 8-1。

2. 生物碱单体的分离

（1）利用生物碱碱性的差异进行分离：总生物碱中各生物碱单体的碱性存在着一定的差异，在不同的 pH 条件下存在状态不同，利用此性质进行分离的方法称为 pH 梯度萃取法。操作方

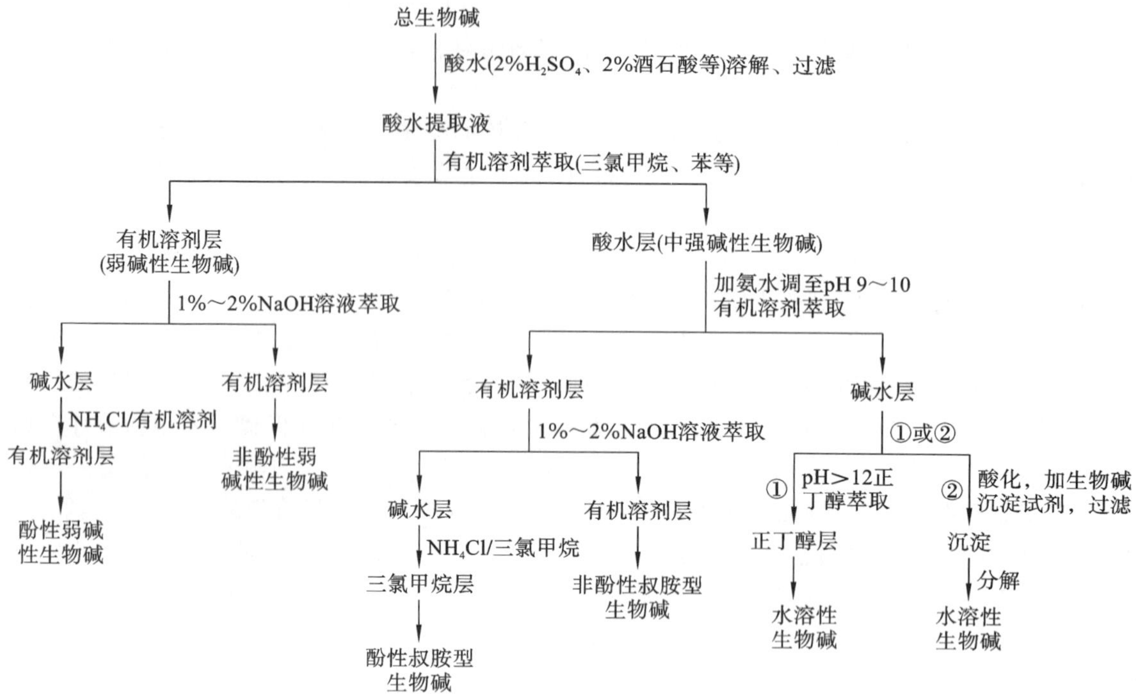

图 8-1　总生物碱的分离流程图

法有两种。一种是将总生物碱溶于酸水，加适宜的碱液后，再用有机溶剂萃取，则碱性较弱的生物碱先游离而转溶于有机溶剂中，与碱性较强的生物碱分离。加入碱水时，依次用 pH 由低到高的碱液萃取，生物碱按碱性由弱到强的顺序逐渐分离。另一种是将总生物碱溶于亲脂性有机溶剂，用适量的酸水萃取，则碱性较强的生物碱先成盐而溶于酸水中，与碱性较弱的生物碱分离。加酸水时，按 pH 由高到低依次萃取，生物碱可按碱性由强到弱的顺序先后成盐，从而依次被萃取出来而分离。再将酸水碱化，转溶于有机溶剂，即可获得生物碱单体。在进行 pH 梯度萃取法前多用缓冲纸色谱法作萃取分离的先导，根据生物碱混合物中碱性强弱的不同，采用不同 pH 缓冲液来萃取分离。

(2)利用生物碱或生物碱盐溶解度的差异进行分离：由于结构的差异，生物碱在溶剂中的溶解度不同，可利用此性质进行分离。如：麻黄中麻黄碱和伪麻黄碱的分离就是利用二者的草酸盐在水中的溶解度不同实现的(图 8-2)。

苦参总碱中苦参碱和氧化苦参碱的分离是利用二者极性的不同实现的。氧化苦参碱为苦参碱的氮氧化物，亲水性强，在乙醚中溶解度很小。向总碱的三氯甲烷溶液中加入大约 10 倍量乙醚，可使氧化苦参碱沉淀析出。

(3)利用生物碱特殊官能团进行分离：含酚羟基、羧基、内酯或内酰胺结构的生物碱，在溶于酸水的同时，也可溶于碱水，从而与不具有这类结构的化合物分离。

(4)利用色谱法进行分离：上述方法往往难以使总生物碱得到完全分离。可选用氧化铝和硅胶作吸附剂，用苯、三氯甲烷和乙醚等有机溶剂为洗脱剂。对于组分较多的生物碱，需反复用色谱法分离才能达到较好的分离效果。

四、鉴定

生物碱可采用如前所述的沉淀反应、显色反应进行鉴定，还可采用色谱鉴定。色谱法在生

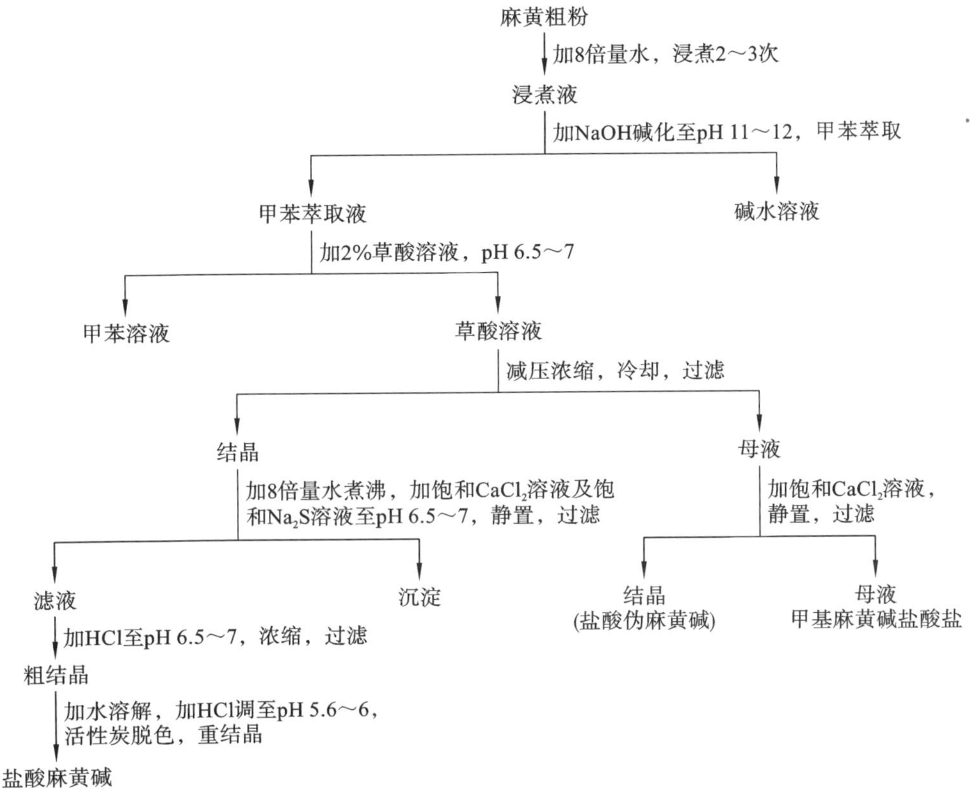

图 8-2 麻黄粗粉的分离流程图

物碱的研究和实际工作中应用广泛，具有微量、快速、准确等优点，常用的有薄层色谱法、纸色谱法、高效液相色谱法、气相色谱法等。

1. 薄层色谱法 生物碱常选用氧化铝为吸附剂，用以三氯甲烷为基本溶剂的展开剂，根据色谱结果调整展开剂极性。如果生物碱极性很小，则向展开剂中添加一些极性较小的有机溶剂（如石油醚、环己烷或苯等）；如果生物碱极性较大，则向展开剂中添加一些极性较大的有机溶剂（如甲醇、乙醇等）。如选用硅胶作吸附剂，须注意硅胶本身显弱酸性，可以与具有一定碱性的生物碱成盐，从而使生物碱的 R_f 值太小或拖尾。为避免此现象的发生，通常需要加碱以获得集中的斑点。加碱的方法有三种：第一种方法是在湿法制板时，用 0.1～0.5 mol/L 的 NaOH 溶液代替水进行铺板，使硅胶薄层显碱性；第二种方法是向展开剂中加入一定量的二乙胺或氨水；第三种方法是在色谱槽中放一盛有氨水的小杯子。三种方法都可使生物碱的薄层色谱在碱性环境中进行，从而获得满意的分离效果。

2. 纸色谱法 纸色谱法多采用以水作固定相的分配色谱。当生物碱以离子状态分离时，选择极性较大的展开剂，如正丁醇-乙酸-水（4∶1∶5 上层）；也可以用一定的 pH 缓冲液处理滤纸，选择极性较小的展开剂。当生物碱以分子状态分离时，用甲酰胺作固定相，以甲酰胺饱和的亲脂性有机溶剂（苯和三氯甲烷等）作展开剂。纸色谱法所使用的显色剂与薄层色谱法相同，但需注意显色剂中不能含有硫酸。

目标检测

参考答案

一、单项选择题

1. 生物碱在植物体内的存在状态多为(　　)。

A. 游离状态　B. 苷的形式　C. 无机酸盐　D. 有机酸盐

2. 具有挥发性的生物碱是(　　)。

A. 吗啡　B. 麻黄碱　C. 莨菪碱　D. 小檗碱

3. 在常温下呈液态的生物碱是(　　)。

A. 烟碱　B. 苦参碱　C. 麻黄碱　D. 莨菪碱

4. 生物碱的味和旋光性多为(　　)。

A. 咸,左旋　B. 辣,右旋　C. 苦,左旋　D. 甜,右旋

5. 具有升华性的生物碱是(　　)。

A. 甜菜碱　B. 咖啡因　C. 槟榔碱　D. 苦参碱

6. 生物碱碱性的表示方法常用(　　)。

A. pK_b　B. K_a　C. pH　D. pK_a

7. 生物碱碱性最强的是(　　)。

A. 伯胺型生物碱　B. 仲胺型生物碱

C. 叔胺型生物碱　D. 季铵型生物碱

8. 溶解脂溶性生物碱的最好溶剂是(　　)。

A. 石油醚　B. 三氯甲烷　C. 乙醇　D. 甲醇

9. 能溶解生物碱及其盐的试剂是(　　)。

A. 丙酮　B. 乙醇　C. 乙醚　D. 三氯甲烷

10. 生物碱沉淀试剂反应的介质通常是(　　)。

A. 盐水溶液　B. 碱性水溶液　C. 中性水溶液　D. 酸性水溶液

11. 用离子交换树脂法分离、纯化生物碱时,常选用的离子交换树脂类型是(　　)。

A. 强酸型　B. 弱酸型　C. 强碱型　D. 弱碱型

12. 生物碱酸水提取液的常用处理方法是(　　)。

A. 阴离子交换树脂柱　B. 氧化铝柱色谱吸附

C. 大孔吸附树脂柱　D. 阳离子交换树脂柱

13. 分离水溶性生物碱的常用方法是(　　)。

A. 碘化铋钾沉淀法　B. 硅钨酸沉淀法

C. 雷氏铵盐沉淀法　D. 苦味酸沉淀法

14. 分离碱性不同的生物碱混合物可选用(　　)。

A. 简单萃取法　B. 酸提取碱沉淀法

C. pH 梯度萃取法　D. 有机溶剂回流法

15. 提取生物碱盐不能选用的溶剂是(　　)。

A. 酸水　B. 甲醇　C. 乙醇　D. 三氯甲烷

二、多项选择题

1. 生物碱具有的特点是(　　)。

A. 分子中含氮原子　B. 氮原子多在环内　C. 全部呈碱性
D. 分子中多有苯环　E. 具有显著而特殊的生物活性

2. 下列为生物碱沉淀试剂的是(　　)。
A. 碘化铋钾试剂　B. 雷氏铵盐试剂　C. 硅钨酸试剂
D. 苦味酸试剂　E. 没食子酸试剂

3. 酸水提取法提取总生物碱时，一般用(　　)。
A. 0.5%～1%的盐酸或硫酸　B. 浸渍法或渗漉法提取
C. 提取液通过强酸型阳离子交换树脂柱　D. 提取液通过凝胶柱
E. 提取液碱化后用三氯甲烷进行萃取

4. 硅胶薄层色谱法分离生物碱时，为防拖尾可选用(　　)。
A. NaOH 溶液代替水湿法制板　B. 碱性展开剂　C. 中性展开剂
D. 氨水饱和　E. 乙酸饱和

5. 下列关于生物碱的沉淀反应的说法正确的有(　　)。
A. 一般在稀酸水中进行
B. 可不必处理酸水提取液
C. 选用三种沉淀试剂反应均呈阳性，即可判断一定不含生物碱
D. 有些沉淀试剂可用作纸色谱法和薄层色谱法的显色剂
E. 可应用于生物碱的分离纯化

第九章

其他成分

学习目标

- 掌握多糖、氨基酸、蛋白质和酶、树脂、鞣质、色素、有机酸、油脂和蜡的溶解性能。
- 熟悉多糖、氨基酸、蛋白质和酶等其他成分的含义。

中药中的有效成分除了黄酮类、木脂素和香豆素、蒽醌、皂苷、强心苷、萜类和挥发油、生物碱外，还有多糖、蛋白质、鞣质、树脂等，它们在植物体中普遍存在，但是对治疗疾病不起主要作用，常常不被重视，被视作杂质而除掉。但是，近年来研究发现，一些原本被视作无效成分的多糖、蛋白质、鞣质等，也具备一定的生物活性而被称为有效成分，因此，有效成分与无效成分的划分是相对的。随着科技的发展，人们的认识在逐渐深入，无效成分可能也会成为有效成分。现将这些成分的含义和溶解性能简述如下。

一、多糖

多糖由 10 个以上的单糖聚合而成，多数多糖由数百至数千个单糖聚合而成，如淀粉、纤维素、树胶、果胶、菊糖、黏液质等。多糖因其分子量较大，性质不同于单糖和低聚糖，在水中的溶解度较单糖和低聚糖大大降低，同时，不溶于乙醇及其他有机溶剂。

二、氨基酸、蛋白质和酶

氨基酸是指分子中同时含有氨基和羧基的物质。氨基酸一般易溶于水和稀醇，难溶于有机溶剂。

蛋白质是由 α-氨基酸通过肽链结合而成的一类高分子化合物。蛋白质大多能溶于水而形成胶体溶液，少数溶于稀醇，不溶于浓醇和其他有机溶剂，高温、强酸、强碱和浓醇等因素可导致蛋白质变性。

酶是生物体内具有催化作用的蛋白质，它的催化作用具有专一性，通常一种酶只能催化某一种或某一类特定的反应。如苷类及其水解酶通常共存于一种植物体中，在提取分离的过程中可能会发生自身的催化水解反应。

三、树脂

树脂是植物组织内树脂道分泌的渗出物。植物体受伤时，分泌树脂，树脂暴露于空气中干燥形成一种无定形的固体或半固体物质。树脂不同于树胶，不是多糖类化合物，不溶于水，溶于乙醇、乙醚、三氯甲烷等有机溶剂。

四、鞣质

鞣质是一类分子量较大的复杂多元酚衍生物。在五倍子和地榆中，鞣质为有效成分，在其他植物中为无效成分。鞣质能溶于水、乙醇、丙酮、乙酸乙酯等溶剂，不溶于乙醚、三氯甲烷、苯、石油醚等极性小的溶剂。

五、色素

色素广泛存在于中药中，根据它们的溶解性质可分为脂溶性色素和水溶性色素两类。脂溶性色素包括叶绿素、胡萝卜素等，多为无效成分。水溶性色素主要指黄酮类、蒽醌等成分，多为有效成分。叶绿素不溶于水，可溶于石油醚，易溶于乙醇、丙酮、三氯甲烷、苯、乙醚等有机溶剂。胡萝卜素不溶于水，难溶于甲醇、乙醇，能溶于乙醚、石油醚、苯等有机溶剂。

六、有机酸

有机酸是植物体内的一类含有羧基的化合物。小分子的低级脂肪酸易溶于水、乙醇，难溶于亲脂性有机溶剂；高级脂肪酸及芳香酸则易溶于有机溶剂而难溶于水，有机酸盐一般易溶于水而难溶于有机溶剂。

七、油脂和蜡

油脂大多为一分子甘油与三分子脂肪酸形成的酯类化合物。油脂一般不溶于水和冷乙醇，可溶于热乙醇，易溶于乙醚、三氯甲烷、苯、石油醚等亲脂性有机溶剂。

蜡为高级脂肪酸的高级饱和一元醇酯。蜡不溶于水和冷乙醇，可溶于热乙醇，易溶于乙醚、三氯甲烷、苯、石油醚等亲脂性有机溶剂。

为了方便学习，现将中药中主要化学成分的溶解性能归纳如表 9-1 所示。

表 9-1 中药中主要化学成分的溶解性能

溶解性能	主要化学成分
水溶性	单糖及低聚糖、淀粉、黏液质、氨基酸、蛋白质、无机成分
水、醇共溶性	生物碱盐、水溶性生物碱、黄酮苷、蒽醌苷、香豆素苷、强心苷、皂苷、鞣质、低级脂肪酸
醇、脂共溶性	游离生物碱、黄酮苷元、蒽醌苷元、香豆素苷元、强心苷元、皂苷元、挥发油、树脂、高级脂肪酸和芳香酸、叶绿素
脂溶性	油脂、蜡

各类化学成分的结构、性质和提取方法

化学成分	基本结构	游离成分的最佳溶剂	主要化学性质	提取、分离方法
香豆素	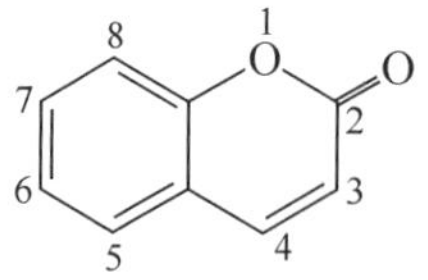 C_6-C_3	乙醚	(1)开闭环反应:其内酯环遇碱液可开环,遇酸又重新闭环 (2)显色反应:无专属反应,反应发生与否看其是否具有相应化学基团 ①异羟肟酸铁反应——内酯环 ②三氯化铁反应——酚羟基 ③Emerson 反应——酚羟基对位无取代或 C_6 位无取代的香豆素	(1)溶剂提取法 (2)水蒸气蒸馏法——小分子的香豆素 (3)碱溶酸沉法——所有的香豆素 (4)系统溶剂法
木脂素	2~4 分子苯丙素衍生物聚合而成 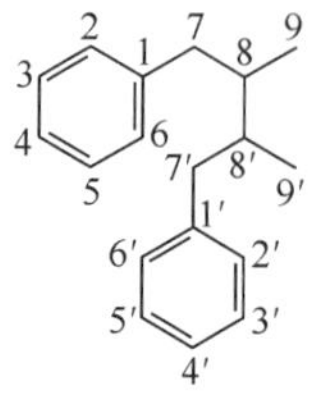 简单木脂素	乙醚	显色反应:无专属反应,反应发生与否看其是否具有相应化学基团 (1)酚羟基的反应 (2)亚甲二氧基的反应——没食子酸-浓硫酸试剂、变色酸-浓硫酸试剂 (3)异羟肟酸铁反应——内酯环	提取: (1)溶剂提取法 (2)碱溶酸沉法 分离: (1)溶剂萃取法 (2)分级沉淀法 (3)重结晶
蒽醌	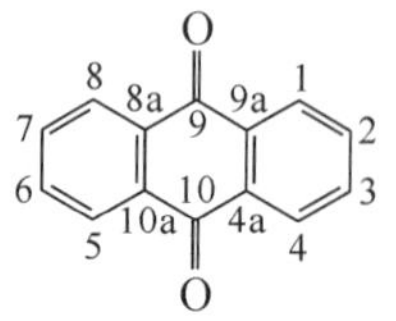 $C_6-C_2-C_6$	乙醚	(1)酸碱性 ①酸性:含—COOH > 含多个 β-OH > 含一个 β-OH >含多个 α-OH >含一个 α-OH ②弱碱性 (2)显色反应 ①碱液呈色反应(Bornträger 反应):检识羟基蒽醌最常用的方法 ②乙酸镁反应:邻二酚羟基或至少有一个 α-OH 的蒽醌 ③对亚硝基-二甲基苯胺反应:C_9 位或 C_{10} 位未取代的羟基蒽酮	提取: (1)有机溶剂提取法 (2)碱溶酸沉法——具有酚羟基或羧基的蒽醌 分离: (1)pH 梯度萃取法 (2)色谱法

续表

化学成分	基本结构	游离成分的最佳溶剂	主要化学性质	提取、分离方法
黄酮	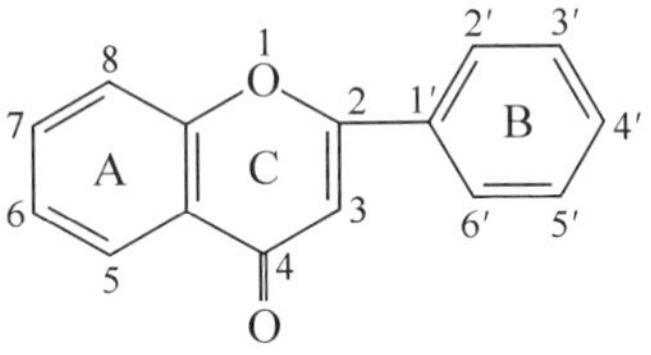 $C_6-C_3-C_6$	乙酸乙酯	(1)酸碱性 ①酸性:7,4′-二羟基>7 或 4′-羟基>一般酚羟基>3 或 5-羟基 ②弱碱性 (2)显色反应 ①还原反应 a. 盐酸-镁粉(或锌粉)反应:黄酮、黄酮醇、二氢黄酮、二氢黄酮醇 b. 四氢硼钠(钾)反应:二氢黄酮、二氢黄酮醇 ②与金属盐类试剂的配合反应 a. 三氯化铝反应:具有 3 或 5-羟基或邻二酚羟基的黄酮 b. 锆盐-枸橼酸反应:具有 3 或 5-羟基的黄酮,样品溶液加入锆盐后生成黄色的配合物,加入枸橼酸后,具 3-羟基的化合物黄色不褪,具 5-羟基的化合物黄色褪去 c. 乙酸镁反应:二氢黄酮、二氢黄酮醇 d. 氯化锶反应:具有邻二酚羟基的黄酮	提取: (1)水提取法 (2)醇提取法 (3)碱溶酸沉法 分离: (1)pH 梯度萃取法 (2)硅胶柱色谱或聚酰胺柱色谱
皂苷	甾体皂苷:27 个 C 三萜皂苷:30 个 C	正丁醇	(1)溶血性:大多数皂苷具有此性质,故不适合制成注射剂 (2)显色反应:甾体母核和三萜母核可发生这些反应,如醋酐-浓硫酸反应、三氯甲烷-浓硫酸反应、三氯乙酸反应、五氯化锑反应、冰乙酸-乙酰氯反应	提取: 溶剂提取法 分离: (1)试剂沉淀法 (2)胆固醇沉淀法 (3)色谱法

续表

化学成分	基本结构	游离成分的最佳溶剂	主要化学性质	提取、分离方法
强心苷	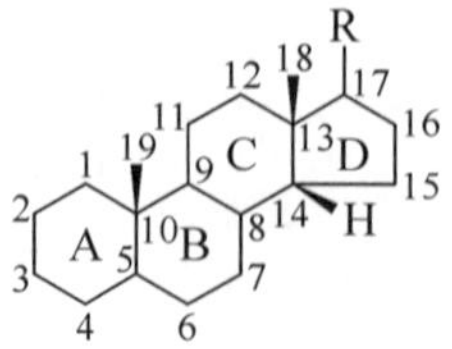 强心苷元 R＝五元或六元不饱和内酯环	三氯甲烷	(1)水解性 ①酸催化水解：温和酸水解法(0.02～0.05 mol/L 的盐酸或硫酸)、强烈酸水解法(3%～5%的盐酸或硫酸) ②碱催化水解 ③酶催化水解 (2)显色反应：包括甾体母核、不饱和内酯环和 α-去氧糖三部分的化学反应 ①甾体母核：同皂苷的 5 个显色反应 ②不饱和内酯环：异羟肟酸铁反应——所有强心苷 只有甲型强心苷可以发生的反应：Kedde 反应、Baljet 反应、Raymond 反应、Legal 反应。条件：碱性醇溶液 ③α-去氧糖：三氯化铁-冰乙酸反应、对二甲氨基苯甲醛反应、呫吨氢醇试剂反应、过碘酸-对硝基苯胺反应	提取： 溶剂提取法 分离： (1)两相溶剂萃取法 (2)色谱法
萜类和挥发油	萜类：$(C_5H_8)_n$ 挥发油：混合物，单萜、倍半萜及其含氧衍生物为其重要的化学组成；芳香族化合物；脂肪族化合物；含硫、含氮的化合物	乙醚(挥发油)	显色反应(挥发油)： (1)与挥发油通用型显色剂(香草醛-浓硫酸或香草醛-浓盐酸)反应 (2)与挥发油各类功能基显色剂反应 ①碱性高锰酸钾溶液——不饱和的化合物 ②三氯化铁试剂——酚性成分 ③异羟肟酸铁试剂——酯或内酯 ④2,4-二硝基苯肼试剂——醛或酮类 ⑤0.05%溴酚蓝乙醇溶液——酸类	提取： (1)水蒸气蒸馏法 (2)溶剂提取法 (3)冷压法——挥发油含量较高的新鲜药材 (4)吸收法——贵重挥发油的提取 (5)超临界流体萃取法 分离： (1)冷冻结晶法 (2)分馏法 (3)化学法 (4)色谱法

续表

化学成分	基本结构	游离成分的最佳溶剂	主要化学性质	提取、分离方法
生物碱	一类含氮的天然有机化合物，氮原子多在环内	三氯甲烷（脂溶性生物碱）	(1)碱性：与分子结构的关系及碱性强弱的规律 季铵型生物碱＞N-烷杂环＞脂肪胺＞芳胺≈N-芳杂环＞酰胺≈吡咯 (2)生物碱沉淀反应：反应条件、结果的判断、沉淀试剂的种类及对应的现象 ①反应条件 a. 酸水或稀醇溶液 b. 三种或三种以上生物碱沉淀试剂 c. 反应前预处理 ②结果的判断 a. 假阴性⟶如麻黄碱 b. 假阳性⟶加入沉淀试剂前排除蛋白质、鞣质等成分的干扰 ③碘-碘化钾：棕色或褐色沉淀 碘化铋钾：红棕色沉淀 碘化汞钾：类白色沉淀 硅钨酸：浅黄色或灰白色沉淀 苦味酸：黄色晶形沉淀（反应必须在中性溶液中进行） 雷氏铵盐：紫红色沉淀（季铵型生物碱）	提取： (1)脂溶性生物碱的提取：酸水提取法、醇类溶剂提取法、亲脂性有机溶剂提取法 (2)水溶性生物碱的提取：沉淀法、溶剂法 分离： (1)总生物碱的分离 (2)生物碱单体的分离 ①利用生物碱碱性的差异进行分离 ②利用生物碱或生物碱盐溶解度的差异进行分离 ③利用生物碱特殊官能团进行分离 ④利用色谱法进行分离

主要参考文献

[1] 吴剑锋,王宁.天然药物化学[M].2版.北京:人民卫生出版社,2013.

[2] 吴剑锋.天然药物化学[M].3版.北京:人民卫生出版社,2018.

[3] 邓才彬,王泽.药物制剂设备[M].2版.北京:人民卫生出版社,2013.

[4] 肖崇厚.中药化学[M].上海:上海科学技术出版社,1997.

[5] 高立霞.中药化学实用技术[M].北京:中国医药科技出版社,2015.